GUIDE NUTRITIONNEL

Cultiver la santé à travers l'alimentation

GUIDE NUTRITIONNEL

Cultiver la santé à travers l'alimentation

Carole Aversa

<u>Avertissement</u>

Bien que ce guide vous donne des informations utiles, il est important de noter qu'il ne remplace en aucun cas les conseils d'un professionnel de la santé.

SOMMAIRE

INTRODUCTION

Êtes-vous prêt à transformer votre santé et votre bien-être grâce à des choix alimentaires éclairés ? Découvrez notre guide nutritionnel qui vous accompagnera dans votre parcours vers une alimentation saine et équilibrée.

Ce guide vise à démystifier la nutrition en fournissant des informations pratiques, des conseils judicieux et des recommandations simples. Que vous souhaitiez perdre du poids, maintenir un poids santé, augmenter votre énergie, renforcer votre système immunitaire, améliorer votre digestion ou simplement adopter de meilleures habitudes alimentaires, vous trouverez dans ce guide les outils nécessaires pour prendre des décisions éclairées en matière de nutrition afin d'atteindre et de maintenir une santé optimale.

L'alimentation joue un rôle essentiel dans notre bien-être global, et adopter de bonnes habitudes alimentaires peut avoir des effets positifs sur notre santé physique, mentale et émotionnelle. En effet, une alimentation équilibrée est bien plus qu'un simple régime temporaire ou une tendance passagère, c'est un mode de vie sain à mettre en pratique au quotidien.

Dans notre société moderne, il est facile de succomber aux tentations alimentaires malsaines et aux régimes alimentaires restrictifs. Cependant, il est important de comprendre que la clé d'une santé optimale réside dans une approche équilibrée et durable de l'alimentation. Ce guide a pour objectif de vous aider à adopter une attitude positive envers la nourriture et à prendre de bonnes décisions concernant votre alimentation.

Nous aborderons les principes fondamentaux de la nutrition, en mettant l'accent sur l'importance des différents groupes alimentaires, des nutriments essentiels et les portions appropriés. Vous découvrirez des informations sur les macronutriments tels que les glucides, les protéines et les lipides, ainsi que sur les micronutriments tels que les vitamines et les minéraux. Nous vous prodiguerons également des conseils pratiques pour planifier vos repas, faire des choix alimentaires sains et gérer les envies alimentaires.

Il est également important de souligner que chacun est unique et que les besoins nutritionnels peuvent varier d'une personne à l'autre. Nous vous aiderons à comprendre les bases de l'alimentation, mais il est toujours recommandé de consulter un professionnel de la santé, pour obtenir des conseils personnalisés en fonction de votre situation spécifique.

Prêt à entreprendre ce voyage vers une alimentation plus saine et équilibrée ? Laissez-nous vous accompagner tout au long de ce guide et vous aider à transformer votre façon de manger, pour une vie plus épanouissante et dynamique.

CHAPITRE 1

PRINCIPES FONDAMENTAUX DE LA NUTRITION

L'IMPORTANCE D'UNE ALIMENTATION ÉQUILIBRÉE

Une alimentation équilibrée joue un rôle essentiel pour maintenir une bonne santé physique et mentale.

Voici quelques raisons qui soulignent son importance :

Fournir les nutriments nécessaires

Une alimentation équilibrée fournit tous les nutriments essentiels tels que les protéines, les glucides, les lipides, les vitamines et les minéraux. Ces nutriments sont nécessaires pour le bon fonctionnement de notre corps, la croissance, la réparation des tissus, le maintien du système immunitaire et la régulation des processus métaboliques.

Maintenir un poids santé

Une alimentation équilibrée joue un rôle clé dans la gestion du poids. En consommant une variété d'aliments sains et en contrôlant les portions, on peut éviter les problèmes de surpoids et d'obésité, qui sont associés à un risque accru de maladies telles que le diabète de type 2, les maladies cardiaques et certains types de cancer.

Prévenir les carences nutritionnelles

Une alimentation déséquilibrée et de mauvaise qualité peut conduire à des carences en certains nutriments essentiels. Par exemple, le manque de fer peut causer de l'anémie, tandis que le manque de vitamine C peut affaiblir le système immunitaire. Une alimentation de qualité permet de prévenir ces carences et de maintenir un bon état nutritionnel

Améliorer la santé digestive

Une alimentation de qualité, riche en fibres alimentaires provenant de fruits, de légumes, de grains entiers et de légumineuses, favorise une bonne santé digestive. Les fibres aident à prévenir la constipation, à maintenir un bon équilibre de la flore intestinale et à réduire le risque de maladies intestinales telles que le syndrome du côlon irritable et la diverticulose.

Prévenir les maladies chroniques

Une alimentation équilibrée peut contribuer à la prévention des maladies chroniques telles que les maladies cardiaques, l'hypertension artérielle, l'ostéoporose et certains types de cancer. Une consommation adéquate de fruits, légumes, céréales complètes, sources de protéines maigres et graisses saines peut aider à réduire les facteurs de risque associés à ces maladies.

Améliorer la fonction cérébrale

Une alimentation équilibrée peut avoir un impact positif sur la santé mentale et la fonction cérébrale. Des études ont montré que certains nutriments, tels que les acides gras oméga-3, les vitamines du groupe B, les antioxydants et les minéraux, peuvent soutenir la santé du cerveau, améliorer la concentration, la mémoire et l'humeur.

Renforcer le système immunitaire

Une alimentation équilibrée et riche en nutriments peut renforcer le système immunitaire, ce qui aide à prévenir les infections et les maladies. Les vitamines C, D, E, le zinc et les probiotiques (*voir chapitre 2*) sont quelques exemples de nutriments qui jouent un rôle clé dans le maintien d'un système immunitaire sain.

Favoriser la santé cardiaque

Une alimentation équilibrée qui limite la consommation d'aliments riches en gras saturés et en cholestérol peut contribuer à maintenir une bonne santé cardiaque. Il est recommandé de consommer des acides gras monoinsaturés et polyinsaturés, présents dans les poissons gras, les noix, les graines et les huiles végétales.

Augmenter l'énergie et la vitalité

Une alimentation saine fournit à notre corps l'énergie nécessaire pour accomplir nos activités quotidiennes. Les aliments riches en nutriments aident également à maintenir un bon niveau de concentration, d'attention et de vitalité.

Bien-être émotionnel

Il existe également un lien étroit entre notre alimentation et notre bien-être émotionnel. Certains aliments, tels que ceux riches en acides gras oméga-3 (*présents dans les poissons gras*) et en tryptophane (*acide aminé indispensable présent dans les noix, les graines etc.*), peuvent favoriser la production de neurotransmetteurs qui influencent notre humeur et notre santé mentale.

**Il est important de noter que chaque personne a des besoins nutritionnels spécifiques en fonction de son âge, de son sexe, de son niveau d'activité physique et de son état de santé.

EN RÉSUMÉ

Un régime alimentaire sain et équilibré est essentiel pour fournir à notre corps les nutriments dont il a besoin et prévenir certaines maladies chroniques telles que les maladies cardiaques, le diabète de type 2 et l'obésité. Il se compose généralement d'une variété d'aliments frais, tels que des fruits, des légumes, des céréales complètes et des protéines maigres, tout en limitant les aliments transformés riches en sucres ajoutés, en gras saturés et en sel.

En plus de ces avantages pour la santé physique, une alimentation saine peut également avoir un impact positif sur la santé mentale, influençant l'humeur et la fonction cognitive.

Il est recommandé de choisir soigneusement nos aliments, de privilégier ceux qui sont frais et nutritifs, et d'adopter un régime équilibré. Il est également important de rester hydraté en buvant de l'eau pure et de limiter la consommation d'alcool et de boissons sucrées.

PRINCIPAUX FACTEURS D'UNE ALIMENTATION DÉSÉQUILIBRÉE

Notre mode de vie moderne a plusieurs aspects qui contribuent à une alimentation déséquilibrée et moins saine, ce qui peut avoir un impact négatif sur notre santé.

Voici quelques raisons principales :

Aliments transformés

Notre société est caractérisée par une disponibilité accrue d'aliments transformés, riches en matières grasses, en sucres ajoutés, en sel et en additifs. Ces aliments, souvent pratiques et peu coûteux, sont pauvres en nutriments essentiels et peuvent contribuer à des problèmes de santé tels que l'obésité, les maladies cardiaques, le diabète.

Style de vie occupé

Les contraintes de temps liées à notre style de vie effréné nous poussent souvent vers des options de repas rapides et pratiques, qui sont souvent moins saines. Cela peut entraîner une préférence pour les aliments préemballés, les plats à emporter et les repas prêts à consommer, qui sont souvent riches en calories vides et pauvres en nutriments essentiels.

Publicité et marketing

L'industrie alimentaire moderne utilise des techniques de marketing sophistiquées pour promouvoir des aliments transformés et peu sains, en particulier auprès des enfants et des jeunes adultes. Les publicités mettent souvent l'accent sur des aliments riches en matières grasses, en sucre et en sel, ce qui peut influencer les choix alimentaires de manière négative.

Manque d'éducation nutritionnelle

Dans de nombreux cas, les personnes ne sont pas suffisamment informées sur l'équilibre alimentaire et les choix sains. Le manque de connaissances en matière de nutrition peut conduire à des choix alimentaires moins judicieux et à une mauvaise compréhension des besoins nutritionnels individuels.

Sédentarité

Le mode de vie moderne est souvent caractérisé par un manque d'activité physique régulière, ce qui peut contribuer à un déséquilibre énergétique et à une prise de poids. L'inactivité physique associée à une mauvaise alimentation augmente le risque de maladies liées au mode de vie, telles que l'obésité, le diabète de type 2 et les maladies cardiovasculaires.

Stress

Notre style de vie est souvent stressant, ce qui peut entraîner des habitudes alimentaires néfastes. Certaines personnes ont tendance à se tourner vers la nourriture réconfortante riche en calories et en matières grasses en réponse au stress, ce qui peut avoir des conséquences sur la santé à long terme.

Préférence pour le goût

Les aliments transformés sont souvent conçus pour

être très appétissants en utilisant des additifs, des arômes artificiels et des sucres ajoutés. Ces aliments peuvent être très agréables au goût, ce qui incite les personnes à les consommer régulièrement, même s'ils ne sont pas bons pour la santé.

**Il est important de noter que ces facteurs ne sont pas exhaustifs et que chaque personne a des circonstances et des préférences individuelles qui influencent également ses choix alimentaires. Cependant, en étant conscients de ces défis et en cherchant activement à adopter un mode de vie plus sain, il est possible de faire des choix alimentaires équilibrés et bénéfiques pour la santé.

EN RÉSUMÉ

La qualité de notre alimentation joue donc un rôle essentiel dans le maintien d'une bonne santé. Elle aide à prévenir les carences nutritionnelles, à maintenir un poids sain, à réduire le risque de maladies chroniques et à favoriser une bonne digestion. Il est donc crucial de prendre des décisions éclairées en matière d'alimentation en privilégiant les aliments nutritifs et en limitant la consommation d'aliments transformés riches en sucres ajoutés, en sel et en gras saturés.

CHAPITRE 2

ÉQUILIBRE ACIDO-BASIQUE, INTESTINAL, HYDRIQUE, RATIO OMÉGA-3 ET 6, CALORIES, ENZYMES, FIBRES

Les principaux aspects

L'ÉQUILIBRE ACIDO-BASIQUE

L'équilibre acido-basique joue un rôle important dans notre santé globale. Il fait référence à l'équilibre entre les acides et les bases dans notre organisme. L'échelle pH (*potentiel hydrogène*) est divisée en échelons de 0 à 14, représentant les valeurs d'acidité ou d'alcalinité d'une substance.

Notre corps maintient un pH sanguin normal entre 7,35 et 7,45 pour assurer un fonctionnement optimal de nos cellules et de nos organes. Si le pH sanguin descend en dessous de 7,35, on parle d'acidose, indiquant un excès d'acide dans le corps. D'autre part, si le pH sanguin dépasse 7,45, on parle d'alcalose, ce qui signifie qu'il y a un excès de base. Ces déséquilibres peuvent avoir des conséquences néfastes sur notre santé.

Le pH sanguin est régulé principalement par les systèmes tampons présents dans le sang, tels que les bicarbonates, les protéines et les phosphates. Les poumons et les reins jouent également un rôle important dans le maintien de l'équilibre acido-basique.

Il est essentiel de maintenir un pH sanguin équilibré pour permettre le fonctionnement optimal des cellules, des enzymes et des processus biochimiques de notre corps. Des déséquilibres prolongés du pH sanguin peuvent entraîner des problèmes de santé graves.

Certains aliments produisent des résidus acides lorsqu'ils sont métabolisés, tandis que d'autres produisent des résidus alcalins. Par exemple, les protéines animales, les produits laitiers, les céréales raffinées et les aliments transformés ont tendance à être acidifiants, tandis que les légumes, les fruits, les légumineuses et les aliments riches en minéraux alcalins, comme les amandes, sont considérés comme alcalinisants.

La consommation excessive d'aliments acidifiants peut entraîner un déséquilibre acide dans l'organisme. Cela peut provoquer une augmentation du stress oxydatif, une déminéralisation des os, une altération du système immunitaire et une inflammation chronique. En revanche, une alimentation équilibrée avec une prédominance d'aliments alcalinisants peut aider à maintenir un équilibre acido-basique sain.

RECOMMANDATIONS

- Augmenter la consommation de fruits et légumes frais, de préférence biologiques, qui sont riches en minéraux alcalinisants et en antioxydants.

- Favoriser les sources de protéines végétales comme les légumineuses (*haricots, lentilles, pois chiches*) plutôt que les protéines animales.

- Réduire la consommation d'aliments transformés, d'aliments sucrés et d'aliments riches en graisses saturées.

- Boire beaucoup d'eau pour maintenir une hydratation adéquate et aider à éliminer les toxines.

- Éviter la consommation excessive d'alcool, de caféine ainsi que de produits du tabac. Ces substances peuvent augmenter l'acidité dans le corps. Privilégiez des alternatives plus saines comme les tisanes ou le thé vert.

**Il convient de noter que l'équilibre acido-basique est un sujet complexe, et bien que l'alimentation puisse jouer un rôle dans son maintien, il est important de prendre en compte d'autres facteurs tels que l'activité physique, le sommeil et la gestion du stress pour une santé globale optimale.

ÉQUILIBRE INTESTINAL

Le microbiote intestinal, un écosystème vital pour notre santé.

Le microbiote intestinal, également connu sous le nom de flore intestinale, est constitué de milliards de micro-organismes tels que les bactéries, les virus et les champignons qui résident dans notre tube digestif.

Ces micro-organismes jouent un rôle crucial dans notre santé globale et maintenir un équilibre optimal dans le microbiote intestinal est essentiel pour plusieurs raisons :

Digestion et métabolisme

Le microbiote intestinal joue un rôle clé dans la dégradation des aliments et l'absorption des nutriments. Certains types de bactéries aident à décomposer les fibres alimentaires non digestibles, produisant ainsi des composés bénéfiques tels que les acides gras à chaîne courte. Ces acides gras fournissent de l'énergie aux cellules de la paroi intestinale et favorisent une bonne santé.

Système immunitaire

Le microbiote intestinal joue un rôle crucial dans le développement et la modulation du système immunitaire. Il agit comme une barrière protectrice en empêchant la croissance excessive de micro-organismes pathogènes. De plus, il stimule la production de cellules immunitaires et de molécules qui aident à réguler l'inflammation et à combattre les infections.

Santé mentale

Des études récentes ont établi un lien entre le microbiote intestinal et la santé mentale. Le microbiote produit certaines substances chimiques, telles que la sérotonine, qui influencent le cerveau et peuvent avoir un impact sur notre humeur, notre comportement et notre fonction cognitive. Un déséquilibre dans le microbiote intestinal peut être associé à des troubles mentaux tels que l'anxiété et la dépression.

Régulation du poids

Un microbiote sain peut jouer un rôle dans la régulation du poids. Certaines souches bactériennes spécifiques favorisent le métabolisme des graisses et aident à prévenir l'obésité.

Santé cardiovasculaire

Un microbiote équilibré peut réduire le risque de maladies cardiovasculaires en métabolisant les composés chimiques liés au cholestérol et à la pression artérielle.

Amélioration de la santé de la peau

Un microbiote intestinal sain peut influencer la santé de la peau en réduisant l'inflammation et en favorisant une fonction barrière cutanée optimale.

**Un microbiote intestinal équilibré contribue à prévenir le développement de diverses maladies. Des déséquilibres, tels que la diminution de la diversité bactérienne ou la croissance de certaines espèces, ont été associés à des problèmes de santé, tels que l'obésité, le diabète de type 2, les maladies inflammatoires de l'intestin, les allergies et les maladies cardiovasculaires.

RECOMMANDATIONS

Consommez une alimentation équilibrée

Adoptez une alimentation riche en fibres alimentaires provenant de fruits, légumes, légumineuses et céréales complètes. Les fibres alimentaires servent de nourriture aux bonnes bactéries intestinales, favorisant leur croissance.

Favorisez la diversité alimentaire

Consommez une large variété d'aliments pour nourrir

une grande diversité de bactéries dans votre intestin.

Consommez des aliments fermentés

Les aliments fermentés comme le yaourt, le kéfir, le miso, la choucroute et le kimchi contiennent des probiotiques qui sont les bonnes bactéries bénéfiques pour le microbiote intestinal.

Réduisez la consommation d'aliments transformés

Les aliments transformés, riches en sucres raffinés, en gras trans et en additifs alimentaires, peuvent perturber l'équilibre du microbiote intestinal. Privilégiez plutôt les aliments frais et naturels.

Évitez les antibiotiques inutiles

Les antibiotiques peuvent altérer le microbiote intestinal en détruisant les bonnes bactéries en même temps que les mauvaises. N'utilisez des antibiotiques que lorsque c'est vraiment nécessaire, et à ce moment-là, parlez-en avec un professionnel de la santé pour considérer des compléments probiotiques afin de soutenir la santé de votre microbiote intestinal.

Gérez le stress

Le stress chronique peut perturber l'équilibre du microbiote intestinal. Adoptez des techniques de gestion du stress telles que la méditation, le yoga, la respiration profonde ou toute autre activité relaxante qui vous convient.

Faites de l'exercice régulièrement

L'exercice physique régulier favorise une bonne circulation sanguine et contribue à maintenir un microbiote intestinal sain. Trouvez une activité physique que vous aimez et essayez de l'intégrer dans votre routine quotidienne.

Dormez suffisamment

Le manque de sommeil peut avoir un impact négatif sur le microbiote intestinal. Assurez-vous de dormir suffisamment chaque nuit pour favoriser une bonne santé intestinale.

Évitez le tabagisme et la consommation excessive d'alcool

L'alcool et le tabac peuvent altérer la diversité et la composition du microbiote intestinal. Essayez de réduire ou d'éliminer ces habitudes pour préserver la santé de votre intestin.

Consommez des aliments contenant des probiotiques

Les probiotiques sont des micro-organismes vivants (*bactéries ou levures*) bénéfiques pour aider à maintenir l'équilibre du microbiote intestinal. On les trouve principalement dans les aliments fermentés.

Voici quelques exemples :

<u>Le yaourt</u> : Assurez-vous de choisir des yaourts contenant des cultures actives de bactéries probiotiques telles que Lactobacillus acidophilus, Bifidobacterium bifidum, et Streptococcus thermophilus.

<u>Le kéfir</u> est une boisson fermentée à base de lait ou d'eau, produite à partir de grains de kéfir. Il contient une variété de souches de bactéries et de levures probiotiques.

<u>La choucroute</u> est obtenue par la fermentation du chou. Elle contient des probiotiques, notamment des souches de lactobacilles.

<u>Le kimchi</u> est un plat coréen à base de légumes fermentés, principalement du chou chinois.

<u>Le miso</u> est une pâte fermentée à base de soja, souvent utilisée dans la cuisine japonaise. Il est riche en probiotiques, tels que le Bacillus subtilis.

<u>Le tempeh</u> est un aliment d'origine indonésienne à base de soja fermenté, qui peut être utilisé comme substitut de viande.

<u>Le kombucha</u> est une boisson fermentée à base de thé sucré. Il est préparé à l'aide d'une culture symbiotique de bactéries et de levures (SCOBY), qui agit comme un probiotique.

<u>Le tamari</u> est une sauce de soja fermentée d'origine japonaise.

<u>Le kvas</u> est une boisson pétillante faite à partir de pain fermenté.

Il y a plusieurs autres aliments riches en probiotiques tels que les condiments fermentés à partir de moutarde, de raifort, de sauce épicée ou pimentée.

Incluez des aliments riches en prébiotiques

Les prébiotiques sont des fibres non digestibles qui nourrissent les bonnes bactéries présentes dans l'intestin, favorisant ainsi leur croissance et leur activité.

Voici quelques-uns des aliments riches en prébiotiques :

<u>Les légumes</u> : Les oignons, les échalotes, l'ail, les

poireaux, les asperges, les artichauts, le céleri, les carottes, la chicorée, feuilles de pissenlit crues, topinambour.

<u>Les fruits</u> : Les bananes, les pommes, les baies, les poires, les kiwis, les figues.

<u>Les céréales complètes</u> : L'avoine, le blé et le seigle complets, le quinoa.

<u>Les légumineuses</u> : Les lentilles, les pois chiches, les haricots rouges, les haricots noirs.

<u>Les noix et les graines</u> : les amandes, les noix, les graines de lin, les graines de chia.

EN RÉSUMÉ

L'alimentation est donc un facteur essentiel qui influence la composition et la diversité du microbiote intestinal. Certains aliments favorisent la croissance de bactéries bénéfiques, tandis que d'autres peuvent favoriser la prolifération de bactéries nuisibles. Par conséquent, comprendre comment l'alimentation peut influencer le microbiote intestinal est crucial pour maintenir une bonne santé.

Définitions :

*Le microbiote intestinal fait référence à l'ensemble des micro-organismes (*bactéries, virus, champignons, etc.*) qui résident naturellement dans l'intestin humain. Il est

---

composé de milliards de micro-organismes qui interagissent avec notre corps et jouent un rôle important dans notre santé.

* Le microbiome intestinal, quant à lui, englobe non seulement les micro-organismes présents dans l'intestin, mais également leur matériel génétique collectif, y compris leur ADN et leur ARN. Il s'agit d'un terme plus large qui inclut à la fois les micro-organismes et leur matériel génétique.

Les deux termes sont couramment utilisés pour décrire la communauté microbienne dans l'intestin humain.

ÉQUILIBRE HYDRIQUE

L'importance de l'hydratation, l'eau source de vitalité

L'équilibre hydrique fait référence à l'équilibre entre l'apport et la perte d'eau dans le corps humain. Il est essentiel pour maintenir une santé optimale, car l'eau joue un rôle vital dans de nombreuses fonctions corporelles.

L'apport d'eau provient principalement de la consommation de boissons, d'aliments et du métabolisme des nutriments. La quantité d'eau nécessaire varie en fonction de plusieurs facteurs, tels que l'âge, le sexe, l'activité physique, le climat et l'état de santé.

La perte d'eau se produit principalement par le biais

de la respiration, de la transpiration, de la miction et de l'évacuation des selles. Des pertes supplémentaires peuvent survenir en cas de fièvre, de diarrhée, de vomissements ou d'exercice physique intense. Lorsque la quantité d'eau perdue dépasse celle qui est consommée, un déséquilibre hydrique peut se produire, entraînant une déshydratation.

Maintenir un équilibre hydrique adéquat est donc important car l'eau remplit de nombreuses fonctions vitales dans le corps. Elle aide à réguler la température corporelle, lubrifie les articulations, facilite la digestion, transporte les nutriments, élimine les déchets métaboliques et maintient l'hydratation des tissus.

Certains signes de déséquilibre hydrique comprennent la soif excessive, la sécheresse de la bouche, la fatigue, les maux de tête, la diminution de la production d'urine et la peau sèche. À long terme, une hydratation insuffisante peut avoir des effets néfastes sur la santé, notamment des problèmes rénaux, des troubles cardiovasculaires et une altération des fonctions cognitives.

RECOMMANDATIONS

Hydratation adéquate

Assurez-vous de boire suffisamment d'eau tout au long de la journée pour maintenir une hydratation adéquate. La quantité d'eau recommandée peut varier en fonction de différents facteurs tels que votre poids, votre niveau d'activité et votre environnement.

Qualité de l'eau

Choisissez de préférence une eau de bonne qualité, particulièrement pure. Elle ne doit pas contenir des substances toxiques provenant de diverses formes de pollution et encore moins de bactéries, de coliformes, de bacilles, de virus etc. Sa teneur en minéraux ne doit pas dépasser plus de 100 parties par million (ppm). Elle doit être parfaitement limpide sans aucun goût particulier.

L'eau du robinet n'est pas considérée comme une eau acceptable, elle subit en effet un certain nombre de traitements mais même après, elle peut contenir des résidus de produits pharmaceutiques, des métaux lourds, des substances chimiques et des contaminants.

Il existe différentes options pour obtenir de l'eau de qualité. Certaines eaux de sources fiables proposent de l'eau en bouteille qui répond à des critères de qualité élevés. Par ailleurs, il est possible d'utiliser des méthodes de filtration telles que les carafes Brita ou les filtres directement fixés sur le robinet. Une autre alternative est l'utilisation de l'eau filtrée par osmose inversée.

Température de l'eau

Il est généralement recommandé de boire de l'eau à température ambiante ou légèrement tiède plutôt que très froide, car cela facilite l'absorption et la digestion.

Évitez les boissons sucrées

Limitez votre consommation de boissons sucrées

telles que les sodas, les jus de fruits industriels et les boissons énergisantes. Privilégiez l'eau pure plutôt que des boissons qui contiennent des additifs et des sucres ajoutés.

Variez votre consommation

En plus de l'eau pure, vous pouvez également opter pour des infusions de plantes, des tisanes ou des thés non sucrés pour varier votre consommation d'eau tout en bénéficiant des propriétés bénéfiques des plantes.

Écoutez votre corps

Chaque individu a des besoins en eau différents. Apprenez à écouter votre corps et à répondre à sa soif. Si vous ressentez le besoin de boire plus d'eau, faites-le.

EN RÉSUMÉ

Il faut maintenir un équilibre hydrique approprié en s'hydratant régulièrement tout au long de la journée, en particulier lors d'activités physiques ou par temps chaud, tout en prêtant attention aux signaux de soif émis par notre corps. Il est également important de noter que les besoins en eau peuvent varier d'une personne à l'autre.

RATIO OMÉGA-3 ET 6

Dans le régime alimentaire moderne occidental, le ratio oméga-6/oméga-3 est souvent déséquilibré, avec une surabondance d'oméga-6 par rapport aux oméga-3. Cela est dû à une consommation excessive d'aliments transformés, riches en huiles végétales raffinées (*comme l'huile de maïs, de soja et de tournesol*) qui sont riches en oméga-6.

Un déséquilibre excessif en faveur des oméga-6 peut contribuer à l'inflammation chronique, qui est associée à de nombreuses maladies telles que les maladies cardiovasculaires, le diabète de type 2, l'obésité et certaines maladies auto-immunes. Les oméga-3, en revanche, aident à réduire l'inflammation et sont bénéfiques pour la santé cardiovasculaire, la fonction cérébrale, la santé oculaire et le développement du cerveau chez les nourrissons.

Le ratio entre les acides gras oméga-3 et oméga-6 est un élément clé de notre alimentation et joue un rôle important dans notre santé globale.

OMÉGA-3

Les oméga-3 sont des acides gras polyinsaturés essentiels, ce qui signifie que notre corps ne peut pas les produire et que nous devons les obtenir par le biais de notre alimentation. Les principaux types d'oméga-3 sont l'acide alpha-linolénique[1] (ALA), l'acide eicosapentaénoïque[2] (EPA) et l'acide docosahexaénoïque[3] (DHA).

[1]Acide alpha-linolénique (ALA)

C'est un type d'oméga-3 que l'on trouve principalement dans les plantes, comme les graines de lin, les noix, les graines de chia, les algues marines et les huiles végétales comme l'huile de lin ou de cameline. L'ALA peut être converti en d'autres types d'oméga-3 dans le corps, mais cette conversion est limitée, ce qui rend important de consommer également des sources d'oméga-3 d'origine animale telles que les poissons gras (*maquereaux, sardines, saumon, thon etc.*).

[2]Acide eicosapentaénoïque (EPA)

On le trouve principalement dans les poissons gras tels que le saumon, le maquereau, le thon et les sardines ainsi que dans les moules vertes de Nouvelle-Zélande ou dans l'huile de moules vertes. L'EPA est bénéfique pour la santé cardiaque, réduit l'inflammation et peut jouer un rôle dans le fonctionnement du cerveau.

[3]Acide docosahexaénoïque (DHA)

C'est un autre type d'oméga-3 présent principalement dans les poissons gras ainsi que dans les moules vertes de Nouvelle-Zélande ou dans l'huile de moules vertes. Le DHA, constituant essentiel du cerveau, est important pour le développement et la fonction cérébrale, en particulier chez les nourrissons et les enfants.

Les oméga-3 sont associés à de nombreux bienfaits pour la santé, notamment la réduction du risque de maladies cardiaques[1], la diminution de l'inflammation[2], l'amélioration de la santé cérébrale[3] et la promotion du développement du cerveau chez les enfants. Ils jouent également un rôle dans la santé des yeux[4], la santé des articulations et peuvent avoir des effets positifs sur l'humeur et la dépression[5].

[1]Santé cardiaque

Les oméga-3 peuvent aider à réduire les niveaux de triglycérides, à abaisser la pression artérielle et à réduire le risque de maladies cardiaques.

[2]Inflammation

Les oméga-3 ont des propriétés anti-inflammatoires, ce qui peut être bénéfique pour réduire l'inflammation chronique et les maladies associées, telles que l'arthrite.

[3]Santé cérébrale

Les oméga-3, en particulier l'acide docosahexaénoïque (DHA), sont importants pour le développement et le fonctionnement normal du cerveau. Ils peuvent contribuer à améliorer la mémoire, la cognition et l'humeur.

[4]Santé oculaire

Les acides gras oméga-3 peuvent aider à l'amélioration de la vision en particulier le DHA (*l'acide docosahexaénoïque*), à la prévention des troubles oculaires tels que la cataracte et le glaucome en raison de leurs effets protecteurs sur les vaisseaux sanguins et les nerfs de l'œil.

[5]Santé mentale

Certaines recherches ont suggéré que les oméga-3 pourraient jouer un rôle dans la prévention ou le traitement de troubles mentaux tels que la dépression et l'anxiété.

**Il est recommandé de consommer régulièrement des sources d'oméga-3 dans le cadre d'une alimentation équilibrée et d'un mode de vie sain afin de maintenir une bonne santé.

OMÉGA-6

Les oméga-6 sont des acides gras polyinsaturés essentiels, ce qui signifie que notre corps ne peut pas les produire et doit les obtenir par le biais de l'alimentation. Les principaux types d'oméga-6 sont l'acide linoléique[1] (AL), l'acide arachidonique[2](AA), l'acide gamma-linolénique[3] (AGL) et l'acide dihomo-gamma-linolénique[4] (DGLA).

[1]L'acide linoléique (AL)

C'est l'acide gras oméga-6 principal et le précurseur des autres acides gras oméga-6. Il est considéré comme essentiel, le corps humain ne peut pas le produire et doit le trouver dans l'alimentation. Les sources alimentaires riches en acide linoléique comprennent les huiles végétales telles que l'huile de tournesol, l'huile de maïs, l'huile de carthame et l'huile de soja.

[2]L'acide arachidonique (AA)

L'acide arachidonique peut être synthétisé à partir de l'acide linoléique dans le corps, mais il peut également être obtenu à partir d'aliments d'origine animale tels que les produits de la mer (*saumon, sardines) et œufs.*

[3]L'acide gamma-linolénique (AGL)

L'AGL est un acide gras oméga-6 qui est produit à partir de l'acide linoléique dans le corps. Il se trouve également dans certaines sources alimentaires, notamment dans l'huile d'onagre, l'huile de bourrache et l'huile de pépins de cassis.

[4]L'acide dihomo-gamma-linolénique (DGLA)

Le DGLA est un autre acide gras oméga-6 qui est produit à partir de l'AGL. Il est présent en petites quantités dans les aliments d'origine animale, tels que les viandes.

Les oméga-6 jouent un rôle important dans le fonctionnement du corps, notamment dans la régulation de l'inflammation, de la coagulation sanguine et du métabolisme des lipides. Ils sont essentiels pour la croissance et le développement normal.

Voici les teneurs en oméga-6 et oméga-3 de quelques huiles :

Huile de lin

- Oméga-6 : environ 14 à 20 %
- Oméga-3 : environ 50 à 60 %

Huile de cameline
- Oméga-6 : environ 15 à 25 %
- Oméga-3 : environ 30 à 35 %

Huile d'algue
- Oméga-6 : variable, généralement faible
- Oméga-3 : élevée, principalement composée d'acide docosahexaénoïque (DHA) et d'acide eicosapentaénoïque (EPA)

Huile de Haarlem (*aussi connue sous le nom d'huile de foie de morue de Haarlem*)
- Oméga-6 : variable, généralement faible
- Oméga-3 : variable, généralement élevée

Huile de périlla
- Oméga-6 : environ 14 à 20 %
- Oméga-3 : environ 50 à 60 %

Veuillez noter que les pourcentages peuvent varier légèrement en fonction de la qualité de l'huile et d'autres facteurs. Ces valeurs sont approximatives et peuvent servir de guide général pour les teneurs en oméga-6 et oméga-3 dans ces huiles.

**Il est donc recommandé de consommer ces acides gras dans des proportions équilibrées en privilégiant une alimentation riche en sources d'oméga-3, comme les poissons gras, les graines de lin et les noix.

> ## EN RÉSUMÉ
>
> Il est essentiel de maintenir un équilibre entre les oméga-3 et les oméga-6 afin de promouvoir une santé optimale. Un déséquilibre en faveur des oméga-6 peut entraîner une inflammation chronique et accroître le risque de maladies. En revanche, un ratio équilibré peut avoir des effets positifs sur la santé cardiovasculaire, le cerveau et d'autres aspects de notre bien-être.

LES CALORIES

Comprendre leur rôle dans votre alimentation

Une calorie est une unité de mesure de l'énergie. Plus précisément, la calorie (*symbole : cal*) est définie comme la quantité d'énergie nécessaire pour élever la température d'un gramme d'eau de 1 degré Celsius à pression atmosphérique normale.

Cependant, lorsque nous parlons de calories dans le contexte de la nutrition et de la valeur énergétique des aliments, nous faisons souvent référence à la kilocalorie (*symbole : kcal*), qui est équivalente à 1 000 calories. Donc, quand nous parlons de calories dans le contexte de l'alimentation, nous nous référons généralement aux kilocalories.

Les calories sont utilisées pour mesurer l'énergie

contenue dans les aliments et pour quantifier la dépense énergétique associée à l'activité physique. Lorsque nous consommons de la nourriture, notre corps utilise cette énergie pour des fonctions vitales telles que la respiration, la digestion, la régulation de la température corporelle, ainsi que pour soutenir nos activités quotidiennes et l'exercice physique.

La valeur calorique des aliments est mesurée par la combustion des échantillons d'aliments dans un calorimètre, qui mesure la chaleur dégagée. Cette valeur est ensuite utilisée pour estimer la quantité d'énergie que notre corps peut obtenir en métabolisant ces aliments.

Il est important de noter que la valeur calorique des aliments ne reflète pas uniquement leur contenu énergétique, mais aussi la composition en macronutriments tels que les glucides, les lipides et les protéines. Chaque gramme de ces macronutriments fournit une quantité d'énergie spécifique : les glucides et les protéines fournissent environ 4 calories par gramme, tandis que les lipides fournissent environ 9 calories par gramme.

Il convient également de souligner que les besoins en calories varient d'une personne à l'autre en fonction de nombreux facteurs, tels que l'âge, le sexe, le poids, la taille, le niveau d'activité physique et les objectifs individuels.

L'ACTION DYNAMIQUE DES ALIMENTS (ADS)

Lorsque nous ingérons des aliments, notre corps doit les décomposer en nutriments utilisables tels que les glucides, les lipides et les protéines. Cette digestion nécessite de l'énergie. De plus, une fois que les nutriments ont été absorbés par l'organisme, ils doivent être transportés vers les cellules où ils sont utilisés comme source d'énergie ou pour la construction et la réparation des tissus corporels. Tout cela requiert également de l'énergie.

L'action dynamique spécifique (ADS) est une mesure utilisée pour évaluer la dépense énergétique associée à la digestion, à l'absorption, au transport et à l'utilisation des nutriments contenus dans les aliments. Elle représente la quantité d'énergie dépensée par le corps pour métaboliser les aliments consommés.

L'ADS est exprimée en calories par gramme d'aliment consommé. Différents types d'aliments ont des valeurs d'ADS différentes en raison de leur composition en macronutriments. Par exemple, les protéines ont une ADS plus élevée (30 %) que les glucides (6 %) ou les lipides (14 %) ce qui signifie qu'une plus grande quantité d'énergie est nécessaire pour métaboliser les protéines.

En général, l'ADS représente une petite fraction de l'apport énergétique total provenant des aliments consommés. On estime que l'ADS représente environ 5 à 15 % de l'apport énergétique total, tandis que le reste de l'énergie est utilisé pour les fonctions de base du corps (*métabolisme de base*) et l'activité physique.

Il est important de noter que l'ADS varie d'une personne à l'autre en fonction de facteurs tels que l'âge, le sexe, le niveau d'activité physique et le métabolisme individuel. De plus, certaines recherches suggèrent que certains aliments, tels que les aliments riches en fibres, peuvent augmenter légèrement l'ADS en raison des processus de fermentation bactérienne dans le tube digestif.

EN RÉSUMÉ

L'action dynamique spécifique (ADS) est la quantité d'énergie dépensée par l'organisme pour digérer, absorber, transporter et utiliser les nutriments des aliments. C'est une composante relativement faible de l'apport énergétique total provenant de l'alimentation.

LES ENZYMES

Les catalyseurs de votre digestion

Les enzymes sont des protéines essentielles pour

une bonne nutrition, spécialisées qui jouent un rôle clé dans la digestion des aliments et l'absorption des nutriments. Elles facilitent les réactions chimiques nécessaires à la décomposition des aliments en nutriments plus simples, tels que les glucides, les lipides et les protéines, afin que notre corps puisse les utiliser efficacement.

Les enzymes digestives, produites par le corps et présentes dans notre système digestif, décomposent les aliments en molécules plus petites qui peuvent être absorbées par l'intestin. Par exemple, l'amylase salivaire et pancréatique décompose les glucides, la lipase décompose les lipides et la protéase décompose les protéines.

En outre, certaines enzymes sont également présentes dans les aliments que nous consommons. Les aliments crus et fermentés, tels que les fruits, les légumes et les produits laitiers fermentés, contiennent des enzymes naturelles qui aident à la digestion. Cependant, la cuisson et le traitement des aliments peuvent détruire ces enzymes naturelles.

Il existe des milliers d'enzymes différentes, chacune ayant sa propre fonction spécifique dans l'organisme. Les noms des enzymes se terminent généralement par le suffixe "-ase". Par exemple, la lactase est une enzyme qui catalyse la dégradation du lactose, le sucre du lait.

Une insuffisance d'enzymes ou un dysfonctionnement enzymatique peut entraîner des problèmes de digestion, tels que des ballonnements, des gaz, des douleurs abdominales et une mauvaise absorption des nutriments. Cela pourrait éventuellement conduire à des carences nutritionnelles et à des problèmes de santé associés.

**Il est important de noter que notre corps produit naturellement des enzymes digestives, mais elles peuvent également être obtenues à partir de sources externes, notamment de certains aliments crus et fermentés, par exemple, les fruits (*ananas, papaye*). Une alimentation équilibrée, comprenant une variété d'aliments nutritifs, est essentielle pour une bonne santé et une bonne nutrition globale.

EN RÉSUMÉ

Les enzymes sont essentielles pour une bonne nutrition car elles facilitent la décomposition et l'absorption des nutriments contenus dans les aliments que nous consommons. Sans enzymes, notre corps aurait du mal à digérer et à absorber correctement les nutriments, ce qui pourrait entraîner des carences nutritionnelles et des problèmes de santé.

LES FIBRES

Les fibres alimentaires, également appelées fibres diététiques sont des composés présents dans les aliments d'origine végétale. Ce sont des substances que notre corps ne peut pas digérer avec les enzymes digestives qu'il produit.

Elles se trouvent principalement dans les fruits, les légumes, les céréales complètes, les légumineuses, les noix et les graines.

Elles sont classées en deux catégories principales :

Les fibres solubles

Ces fibres se dissolvent dans l'eau pour former une substance semblable à un gel. Elles se trouvent dans des aliments tels que les pommes, les oranges, les carottes, les patates douces, les haricots, les lentilles et l'avoine. Les fibres solubles ont plusieurs avantages pour notre santé. Elles peuvent aider à réduire les niveaux de cholestérol dans le sang, contrôler la glycémie en ralentissant l'absorption des sucres et favoriser la satiété en créant une sensation de plénitude dans l'estomac.

Les fibres insolubles

Ces fibres insolubles, quant à elles, ne se dissolvent pas dans l'eau. Elles ajoutent du volume aux selles, ce qui aide à prévenir la constipation et favorise un transit intestinal régulier. Les céréales complètes, les graines, les légumes verts tels que le brocoli et les épinards, ainsi que les peaux de fruits sont des sources de fibres insolubles. Ces fibres jouent un rôle important dans la prévention des maladies digestives telles que la diverticulose.

Bien que notre corps ne puisse pas les digérer, les fibres alimentaires fournissent de nombreux avantages pour notre santé globale. Voici quelques-uns d'entre eux :

Favoriser une flore intestinale saine

Les fibres fermentescibles, comme celles présentes dans les légumes, les fruits et les légumineuses, servent de nourriture aux bonnes bactéries présentes dans notre intestin. Cela favorise une flore intestinale saine et peut avoir des effets bénéfiques sur la santé globale.

Gestion du poids

Les aliments riches en fibres ont tendance à être plus rassasiants, ce qui peut aider à contrôler l'appétit et à réduire la quantité totale de calories consommées. Les fibres augmentent également le temps de mastication, ce qui donne une sensation de satiété plus rapidement.

Contrôle de la glycémie

Les fibres solubles, présentes notamment dans les fruits, les légumes et les légumineuses, peuvent aider à réguler la glycémie en ralentissant l'absorption des sucres dans le sang. Cela peut être bénéfique pour les personnes atteintes de diabète de type 2 ou qui cherchent à prévenir cette maladie.

Prévention des maladies cardiovasculaires

Les fibres solubles, comme celles présentes dans l'avoine, les haricots et les fruits, ont la capacité de réduire le taux de cholestérol sanguin en se liant aux graisses et en les éliminant du corps. Cela peut aider à prévenir l'accumulation de plaques dans les artères et réduire le risque de maladies cardiovasculaires, y compris les maladies cardiaques et les accidents vasculaires cérébraux.

Prévention des maladies intestinales

Les régimes riches en fibres sont associés à un risque réduit de développer certaines maladies intestinales, notamment le cancer colorectal, les hémorroïdes et la diverticulose.

Régulation du transit intestinal

Les fibres augmentent le volume des selles, ce qui favorise un transit intestinal régulier. Elles peuvent aider à prévenir la constipation en ramollissant les selles et en facilitant leur passage dans le système digestif.

**Il est recommandé de consommer une variété de sources de fibres, notamment des fruits, des légumes, des légumineuses, des céréales complètes et des noix, afin de profiter de tous ces bienfaits pour le corps. Assurez-vous également de boire suffisamment d'eau, car les fibres ont besoin d'eau pour bien fonctionner dans le système digestif.

EN RÉSUMÉ

Les fibres sont des composants importants de notre alimentation qui offrent de nombreux bienfaits pour la santé, notamment en favorisant une digestion saine, en aidant à contrôler le poids, en régulant la glycémie et en prévenant certaines maladies chroniques. Il est donc recommandé d'inclure une variété d'aliments riches en fibres dans notre alimentation quotidienne.

CHAPITRE 3

LES CONSTITUANTS ALIMENTAIRES

Les constituants alimentaires sont les différentes substances présentes dans les aliments ayant les mêmes caractéristiques de bases et qui fournissent les nutriments nécessaires à notre organisme pour fonctionner correctement.

Ces constituants sont : Les glucides, les lipides, les protides, les vitamines, les minéraux et les oligo-éléments.

LES GLUCIDES

1 gr de glucide dégage 4 kcal - Action dynamique spécifique (*ADS*) 6%

Les glucides sont l'une des trois principales classes de macronutriments. Ils se présentent sous différentes formes.

*Les sucres simples ou monosaccharides sont des glucides qui se composent d'une seule unité de sucre. Ils sont la forme la plus élémentaire de glucides et ne peuvent pas être hydrolysés davantage en unités plus petites de sucre.

Voici quelques exemples courants de monosaccharides :

- Le glucose : C'est le sucre le plus répandu dans la

nature et une source majeure d'énergie pour les cellules vivantes. Il est présent dans de nombreux aliments, notamment les fruits, les légumes et les céréales.

- <u>Le fructose</u> : On le trouve principalement dans les fruits et les légumes. Il est également utilisé comme édulcorant dans de nombreux produits transformés.

- <u>Le galactose</u> : C'est un composant du lactose qui est un sucre présent dans le lait. Le lactose est un disaccharide, ce qui signifie qu'il est composé de deux sucres simples liés ensemble : le glucose et le galactose. Le galactose lui-même est un mono-saccharide, c'est-à-dire un sucre simple.

Les monosaccharides, tels que le galactose et le glucose, sont facilement absorbés par l'organisme et constituent une source essentielle de carburant pour les cellules. Une fois absorbés, ils peuvent être métabolisés dans le foie. Le galactose, par exemple, peut être converti en glucose dans le foie, ce qui permet son utilisation directe comme source d'énergie par les cellules. Alternativement, le glucose et le galactose peuvent être transformés en glycogène, une forme de stockage du glucose, qui peut être utilisée ultérieurement lorsque l'organisme a besoin d'énergie supplémentaire.

**Il est important de noter que bien que les monosaccharides fournissent de l'énergie, une consommation excessive de sucres simples peut entraîner des problèmes de santé tels que l'obésité, le diabète de type 2 et les caries dentaires. Il est donc recommandé de consommer des sucres simples avec modération dans le cadre d'une alimentation équilibrée.

*Les sucres composés ou disaccharides : Ces sucres ont besoin d'être dissociés en sucres simples avant de pouvoir être absorbés dans le sang.

Dans cette famille qu'on appelle aussi sucres doubles, on trouve :

- Le saccharose (*sucre de canne ou de betterave*). Il est constitué de 2 sucres simples le glucose et le fructose.

- Le lactose est présent dans le lait, il est composé de glucose et de galactose.

- Le maltose est constitué de 2 molécules de glucose.

*Les sucres complexes qu'on identifie aux hydrates de carbone appelés aussi polysaccharides, ce sont :

- L'amidon est constitué de plusieurs unités de glucose que les processus digestifs doivent scinder en molécules de glucose simples.

- La cellulose est également constituée de plusieurs unités de glucose. L'être humain ne parvient pas à la digérer. Elle est néanmoins utile comme fibre dans l'intestin.

- <u>Le glycogène</u> peut être considéré comme de l'amidon animal. Il contient plusieurs chaînes ramifiées de glucose.

- <u>La dextrine</u> : Il s'agit de fragments de polysaccharides, résultant de la digestion de l'amidon.

LES LIPIDES

1gr de lipide dégage 9 kcal - Action dynamique spécifique (*ADS*) 14 %

Les lipides sont l'une des trois principales classes de macronutriments. Ils sont aussi connus sous le nom de matières grasses, ils sont une source concentrée d'énergie et sont présents dans les huiles, les beurres, les graisses animales et certains aliments comme les noix et les avocats. Les lipides sont composés d'acides gras essentiels qui jouent un rôle vital dans le fonctionnement du corps.

Ces constituants peuvent être classés en trois catégories distinctes : Les acides gras saturés, les acides gras insaturés et les autres lipides.

1.<u>Les acides gras saturés</u> sont des types d'acides gras qui ne possèdent pas de doubles liaisons entre les atomes de carbone de leur chaîne carbonée. Cela signifie que chaque carbone de la chaîne est "saturé" avec le nombre maximal d'atomes d'hydrogène. On les trouve principalement dans les aliments d'origine animale, tels que la viande, les produits laitiers et les œufs, ainsi que dans certains aliments d'origine végétale, comme l'huile de coco et l'huile de palme.

Les acides gras saturés ont tendance à être solides à température ambiante, par opposition aux acides gras insaturés, qui sont généralement liquides à température ambiante. Ils sont souvent associés à une augmentation du taux de cholestérol LDL (*le mauvais cholestérol*) dans le sang, ce qui peut contribuer à l'accumulation de plaques dans les artères et augmenter le risque de maladies cardiovasculaires.

**Il est recommandé de limiter la consommation d'acides gras saturés dans le cadre d'une alimentation saine. Les directives nutritionnelles suggèrent généralement de remplacer les graisses saturées par des graisses insaturées, telles que les acides gras monoinsaturés et polyinsaturés, présents dans les huiles végétales, les noix et les graines. Il est important de noter que la modération est la clé, et il n'est pas nécessaire d'éliminer complètement les graisses saturées de l'alimentation, mais plutôt de les consommer avec parcimonie.

2.Les acides gras insaturés sont des types d'acides gras qui contiennent une ou plusieurs doubles liaisons entre les atomes de carbone de leur chaîne carbonée. Ces doubles liaisons créent des zones de flexibilité dans la structure de l'acide gras, ce qui lui confère des propriétés différentes par rapport aux acides gras saturés qui ne contiennent que des liaisons simples.

On distingue généralement deux types d'acides gras insaturés : Les acides gras monoinsaturés (AGMI[1]) et les acides gras polyinsaturés (AGPI[2]).

[1]Les acides gras monoinsaturés (AGMI) contiennent une seule double liaison dans leur structure. L'exemple le plus courant d'AGMI est l'acide oléique, présent dans l'huile d'olive et l'avocat. Les AGMI sont souvent considérés comme bénéfiques pour la santé et sont associés à des effets cardioprotecteurs.

[2]Les acides gras polyinsaturés (AGPI) contiennent deux ou plusieurs doubles liaisons dans leur structure. Les AGPI sont classés en fonction de la position de leur première double liaison à partir de l'extrémité méthyle (*carbone oméga*).

On distingue ainsi les acides gras oméga-3 et les acides gras oméga-6. Les sources d'AGPI oméga-3 comprennent les poissons gras (*comme le saumon et le thon*) ainsi que les graines de lin et les noix. Les sources d'AGPI oméga-6 incluent les huiles végétales comme l'huile de tournesol et l'huile de maïs. Les AGPI sont également considérés comme essentiels, car ils jouent un rôle crucial dans le bon fonctionnement du corps, notamment dans le développement du système nerveux, la régulation de l'inflammation et la santé cardiaque.

Les acides gras insaturés sont généralement considérés comme plus bénéfiques pour la santé que les acides gras saturés, et ils sont souvent recommandés dans le cadre d'une alimentation équilibrée. Cependant, il est important de consommer ces acides gras dans des quantités appropriées, car un excès peut également avoir des effets néfastes sur la santé.

3.Autres lipides : Dans le cas de la troisième catégorie de lipides, souvent appelée "autres lipides", il s'agit de substances particulières qu'on identifie généralement aux lipides mais qui n'en sont pas vraiment. Il est question notamment de la lécithine[1] et du cholestérol[2].

[1] La lécithine est un phospholipide présent dans de nombreux aliments, notamment dans le jaune d'œuf, le soja et certaines céréales. Elle est également produite naturellement par le corps humain. La lécithine est utilisée comme émulsifiant dans l'industrie alimentaire, car elle a la capacité de lier les substances grasses et aqueuses, facilitant ainsi leur mélange.

Dans le corps, la lécithine joue un rôle important dans la structure des membranes cellulaires et dans le transport des lipides. Elle est souvent prise comme complément alimentaire en raison de ses bienfaits présumés pour la santé, tels que la promotion de la santé du foie et du cerveau.

[2] <u>Le cholestérol</u> est un lipide essentiel présent dans toutes les cellules de notre corps. Il est nécessaire à la production d'hormones, à la formation des membranes cellulaires et à d'autres processus biologiques.

Le cholestérol peut provenir de deux sources principales : l'alimentation et la production interne du corps. Les aliments d'origine animale, tels que la viande, les œufs, sont les principales sources alimentaires de cholestérol. Cependant, le corps humain produit également du cholestérol de manière endogène, principalement dans le foie.

Le cholestérol est transporté dans le sang par des protéines spécialisées appelées lipoprotéines. Des niveaux élevés de cholestérol LDL (*lipoprotéines de basse densité*), communément appelé mauvais cholestérol, peuvent augmenter le risque de maladies cardiovasculaires. En revanche, le cholestérol HDL (*lipoprotéines de haute densité*), souvent appelé bon cholestérol, est associé à une diminution du risque de maladies cardiaques.

**Il convient de noter que bien que la lécithine et le cholestérol fassent partie de la catégorie des autres lipides, ils ont des rôles et des propriétés différents dans l'organisme.

LES PROTIDES

1gr de protide dégage 4 kcal - Action dynamique spécifique (*ADS*) 30 %

Les protides ou protéines sont l'une des trois principales classes de macronutriments et jouent un rôle crucial dans de nombreux processus biologiques. Elles sont impliquées dans la structure et la fonction des cellules, des tissus et des organes du corps. Les protéines participent également à la régulation des réactions chimiques et des processus métaboliques, au transport des molécules et à la transmission des signaux.

Les acides aminés sont les unités de base des protéines. Il existerait 22 acides aminés différents, dont certains peuvent être synthétisés par l'organisme (*13 acides aminés non essentiels*), tandis que d'autres doivent être apportés par l'alimentation (*9 acides aminés essentiels*).

Les sources alimentaires riches en protéines comprennent la viande, la volaille, le poisson, les œufs, les légumineuses, les noix, les graines etc. Chaque source protéique a une composition en acides aminés légèrement différente, ce qui fait qu'il est important de consommer une variété d'aliments pour obtenir tous les acides aminés essentiels.

Les besoins en protéines varient en fonction de l'âge, du sexe, du poids, du niveau d'activité physique et des objectifs individuels. Les athlètes et les personnes qui cherchent à développer leur masse musculaire peuvent avoir des besoins en protéines plus élevés.

**Il est important de souligner que la consommation excessive de protéines peut entraîner des effets néfastes pour la santé. Il est recommandé de maintenir une alimentation équilibrée.

EN RÉSUMÉ

Les protides, ou protéines, sont des nutriments essentiels pour le corps humain, impliqués dans de nombreux processus biologiques. Ils sont composés d'acides aminés et se trouvent dans une variété d'aliments. La consommation équilibrée de protéines est importante pour maintenir une bonne santé.

LES VITAMINES

Les vitamines sont des composés organiques essentiels présents en petites quantités dans les aliments, nécessaires à la santé et au bon fonctionnement de l'organisme. Elles jouent un rôle important dans de nombreuses fonctions biologiques, telles que la croissance, le métabolisme, la régulation du système immunitaire et la prévention des maladies.

Les vitamines peuvent être classées en deux catégories :

- Les vitamines hydrosolubles telles que la vitamine C et les vitamines du complexe B (*comme la thiamine, la riboflavine, la niacine, la vitamine B6 et la vitamine B12*), se dissolvent dans l'eau et ne sont pas stockées dans le corps en grandes quantités. Par conséquent, elles doivent être régulièrement fournies par l'alimentation.

- Les vitamines liposolubles notamment les vitamines A, D, E et K, se dissolvent dans les graisses et sont stockées dans les tissus adipeux du corps.

Il est possible de classer les vitamines en deux autres catégories distinctes : Les vitamines naturelles, celles que l'on trouve dans les aliments ou comme la vitamine D obtenue à partir de l'ensoleillement, et les vitamines synthétiques celles fabriquées en laboratoire ou de manière industrielle.

Il est essentiel de souligner l'importance de privilégier les vitamines naturelles, telles que la vitamine E, car notre organisme est capable de faire la distinction entre la configuration de la forme naturelle ou synthétique de cette vitamine. Lorsqu'il s'agit de vitamine E naturelle, notre corps est en mesure de la stocker plus longtemps dans ses tissus, étant donné qu'elle est liposoluble. Par conséquent, il peut la mobiliser selon ses besoins.

Une carence en vitamines peut entraîner des problèmes de santé. Par exemple, une carence en vitamine C peut provoquer le scorbut, caractérisé par des problèmes de peau, des saignements des gencives et une fatigue générale. Une carence en vitamine D peut entraîner le rachitisme chez les enfants.

Les vitamines jouent un rôle essentiel dans le bon fonctionnement de notre corps. Elles sont nécessaires en petites quantités pour maintenir la santé et prévenir les carences nutritionnelles. Voici un aperçu des rôles principaux de chaque vitamine :

La vitamine A

La vitamine A est essentielle pour la vision, la croissance cellulaire, le système immunitaire et la santé de la peau. La vitamine A se trouve dans les aliments tels que les carottes, les épinards, les patates douces, les œufs, l'algue Dunaliella Salina (*forme naturelle de bêta-carotène*).

Vitamines du complexe B

Les vitamines du complexe B sont un groupe de vitamines qui comprennent plusieurs vitamines différentes, telles que la vitamine B1 (*thiamine*), la vitamine B2 (*riboflavine*), la vitamine B3 (*niacine*), la vitamine B5 (*acide pantothénique*), la vitamine B6 (*pyridoxine*), la biotine (B7[1]), la vitamine B9 (*acide folique*) et la vitamine B12 (*cobalamine*), ainsi que d'autres substances connexes.

Ces vitamines jouent un rôle essentiel dans de nombreuses réactions chimiques du métabolisme, notamment dans la production d'énergie à partir des aliments que nous consommons (*les céréales complètes, les légumineuses, les viandes maigres, les légumes à feuilles vertes, les œufs, la levure alimentaire, le pollen de fleur et la gelée royale*).

Bien qu'elles aient des fonctions individuelles spécifiques, les vitamines du complexe B interagissent souvent entre elles et travaillent ensemble de manière synergique.

(1) Dans les pays anglo-saxons, la biotine est couramment appelée vitamine B7, tandis qu'en France, on utilise le terme vitamine B8.

Vitamine C

La vitamine C est un antioxydant puissant qui contribue à renforcer le système immunitaire, favoriser la cicatrisation des plaies, soutenir la santé des tissus conjonctifs et améliorer l'absorption du fer. Les agrumes, les baies, les poivrons, les kiwis, les légumes à feuilles vertes, le camu-camu, le bok choy, le piment, le melon cantaloup, la papaye sont de bonnes sources de vitamine C.

Vitamine D

La vitamine D est nécessaire à l'absorption du calcium et du phosphore, à la santé des os et des dents, ainsi qu'à la fonction immunitaire. Elle peut être synthétisée par la peau lorsqu'elle est exposée à la lumière du soleil, et se trouve également dans certains poissons gras (*maquereaux, espadons, hareng, truites*), les sardines à l'huile, les œufs, les boissons de soja enrichies.

Vitamine E

La vitamine E est un antioxydant qui protège les cellules contre les dommages causés par les radicaux libres. Elle joue également un rôle dans la santé de la peau, le système immunitaire et la formation des globules rouges. Les sources alimentaires incluent les noix, les graines, les huiles végétales, les légumes à feuilles vertes, les avocats, les poivrons, les mangues, le germe de blé et le brocoli.

Vitamine K

La vitamine K intervient dans les processus de coagulation sanguine (K1), dans la calcification des tissus mous (K2), la santé des os et au métabolisme des protéines. On la trouve principalement dans les légumes verts à feuilles, tels que les épinards, le chou frisé, le miso, les algues ainsi que dans les huiles végétales.

**Il est important de noter que chacune de ces vitamines a des fonctions multiples et interagit avec d'autres nutriments dans le corps pour maintenir la santé globale. Il est recommandé d'obtenir ces vitamines à partir d'une alimentation saine et équilibrée. Toutefois dans certains cas, des suppléments vitaminiques peuvent être recommandés, par exemple, pour les personnes ayant des besoins nutritionnels accrus, comme les femmes enceintes, les personnes âgées ou les individus présentant certaines carences spécifiques.

LES MINÉRAUX ET OLIGO-ÉLÉMENTS

Les minéraux et les oligo-éléments sont des nutriments essentiels pour le bon fonctionnement de notre corps. Ils jouent un rôle crucial dans de nombreux processus biologiques, tels que la solidité des os, la régulation du métabolisme, la transmission des signaux nerveux et le maintien de l'équilibre hydrique.

Ils peuvent être classifiés en deux catégories :

Les minéraux sont les éléments que l'on trouve dans l'organisme en quantités appréciables comme le calcium, le potassium, le sodium, le magnésium, le phosphore, le chlore, le soufre. Ils peuvent être présents pour certains dans les oléagineux, les céréales complètes, les algues (*nori, kombu*), le chocolat noir, le germe de blé, les bananes, le bok choy, les avocats, les patates douces, l'ail, les oignons.

Les oligo-éléments également connus sous le nom d'éléments traces, sont des minéraux présents en petites quantités dans l'organisme, mais ils jouent un rôle crucial dans le maintien de son équilibre. Parmi les oligo-éléments fréquemment cités, on retrouve le zinc, le cuivre, le sélénium, le manganèse et l'iode. Le fer peut être classé à la fois comme un minéral en raison de sa présence dans certaines minéraux terrestres, et comme un oligo-élément en raison de son rôle essentiel dans le corps humain à des concentrations très faibles.

Ces oligo-éléments peuvent être présents dans certains aliments spécifiques, tels que les fruits de mer, les légumes, les noix, les graines, les pommes, les betteraves, les champignons, les poireaux, le persil, les lentilles, les asperges.

Chaque minéral et oligo-élément a des fonctions spécifiques dans l'organisme. Par exemple, le calcium est essentiel pour la santé des os et des dents, le fer est nécessaire pour le transport de l'oxygène dans le sang, le zinc joue un rôle dans le système immunitaire et la cicatrisation des plaies, et l'iode est crucial pour la production des hormones thyroïdiennes.

Les minéraux et les oligo-éléments se présentent généralement sous forme de sel et il est essentiel de consulter l'étiquette du produit pour obtenir des informations spécifiques sur la forme du minéral utilisé afin de s'assurer de choisir un produit qui contient des minéraux organiques qui conviennent bien mieux à l'organisme.

Recherchez des termes tels que : citrate, gluconate, fumarate, ascorbate etc. pour les minéraux organiques et des termes tels que : carbonate, sulfate, fluorure, phosphate pour les minéraux inorganiques.

** Il est important de maintenir un équilibre adéquat de ces minéraux et oligo-éléments dans notre alimentation. Une carence ou un excès peut avoir des conséquences néfastes sur la santé. Une alimentation équilibrée, comprenant une variété d'aliments tels que les fruits, les légumes, les céréales complètes, les légumineuses et autres, peut aider à assurer un apport adéquat en minéraux et oligo-éléments.

CHAPITRE 4

LA NUTRITION POUR DIFFÉRENTES PÉRIODES DE LA VIE

La nutrition joue un rôle essentiel dans la croissance, le développement et le maintien de la santé tout au long de la vie, il est donc important d'y prêter une attention particulière pendant les différentes étapes de la vie.

Petite enfance

Pendant les premières années de la vie, une nutrition adéquate est cruciale pour soutenir la croissance et le développement du cerveau, des os et des organes. Les bébés ont des besoins nutritionnels spécifiques qui doivent être satisfaits pour favoriser une croissance saine.

Enfance et adolescence

Pendant ces périodes de croissance rapide, une alimentation équilibrée et nutritive est essentielle pour fournir les nutriments nécessaires à la croissance des os, des muscles et des tissus. C'est également une période où les habitudes alimentaires se forment, ce qui peut avoir un impact à long terme sur la santé.

Âge adulte

Une bonne nutrition à l'âge adulte est importante pour maintenir un poids santé, prévenir les maladies chroniques telles que les maladies cardiaques, le diabète, l'obésité, et favoriser une bonne santé générale. Il est important de consommer une variété d'aliments nutritifs, y compris des fruits, des légumes, des protéines maigres, des grains entiers et des produits faibles en gras.

Grossesse et allaitement

Pendant la grossesse et l'allaitement, les besoins nutritionnels sont accrus pour soutenir la croissance et le développement du bébé. Une alimentation équilibrée et riche en nutriments, y compris des acides gras essentiels, des vitamines et des minéraux, est essentielle pour assurer la santé de la mère et du bébé.

Personnes âgées

À mesure que nous vieillissons, nos besoins nutritionnels peuvent changer en raison de facteurs tels que la diminution du métabolisme, la diminution de l'appétit et la perte de masse musculaire. Une alimentation équilibrée, riche en protéines, en vitamines et en minéraux, peut aider à maintenir la santé, la fonction cognitive et la qualité de vie des personnes âgées.

LA NUTRITION POUR LES ENFANTS

Une alimentation saine et équilibrée est essentielle pour la croissance et le développement des enfants. Voici quelques principes généraux :

Favorisez la diversité alimentaire

Encouragez l'enfant à essayer différents aliments et préparations culinaires afin d'élargir sa palette gustative et de lui fournir une gamme variée de nutriments.

Fruits et légumes

Encouragez vos enfants à manger une variété de fruits et légumes colorés chaque jour. Ils sont riches en vitamines, minéraux et fibres.

Céréales complètes

Optez pour des céréales complètes comme le pain complet, le riz brun, les pâtes de blé entier et le quinoa qui fournissent des nutriments importants et une énergie durable plutôt que des produits raffinés. Les céréales complètes sont une source importante de glucides et de fibres.

Protéines maigres

Choisissez des sources de protéines maigres dans l'alimentation de vos enfants, telles que la viande maigre, le poisson, les œufs, les légumineuses (*haricots, lentilles, pois chiches*) et les autres produits faibles en gras.

Limitez les aliments transformés et les sucres ajoutés

Évitez les aliments transformés riches en sucres ajoutés, en gras trans et en sel. Privilégiez les aliments préparés à la maison avec des ingrédients frais et sains.

Hydratation

Assurez-vous que vos enfants boivent suffisamment d'eau tout au long de la journée. Limitez les boissons industrielles sucrées comme les sodas et les jus de fruits, car ils peuvent être riches en calories, en sucre et pauvres en nutriments.

Modération et équilibre

Encouragez vos enfants à manger des repas réguliers et à respecter les portions recommandées. Une alimentation équilibrée repose sur la modération et la variété. Les besoins varient en fonction de la croissance et de l'activité physique.

Sensibilités alimentaires

Si l'enfant présente des sensibilités ou des allergies alimentaires connues, il est essentiel de les prendre en compte et d'éviter les aliments problématiques.

Modèle alimentaire équilibré

Montrez l'exemple en adoptant vous-même une alimentation saine et équilibrée. Les enfants ont tendance à imiter les comportements alimentaires de leurs parents.

**Il est important de noter que chaque enfant est unique et que leurs besoins nutritionnels peuvent varier.

LA NUTRITION POUR LES FEMMES ENCEINTES ET ALLAITANTES

Une nutrition appropriée pendant la grossesse et l'allaitement est essentielle pour assurer la santé de la mère et du bébé. Voici quelques recommandations générales pour une alimentation saine pendant cette période :

Consommer une variété d'aliments

Assurez-vous d'inclure une variété d'aliments dans votre alimentation quotidienne pour obtenir tous les nutriments essentiels. Cela comprend des fruits, des légumes, des céréales complètes, des protéines maigres, et autres produits faibles en matières grasses, des légumineuses et des sources saines de graisses.

Fournir suffisamment de calories

Pendant la grossesse et l'allaitement, votre corps a besoin de calories supplémentaires pour soutenir la croissance du bébé et la production de lait maternel.

Augmenter la consommation de protéines

Les protéines sont essentielles à la croissance et au développement du fœtus ainsi que pour la production du lait maternel. Choisissez des sources de protéines maigres végétales ou animales comme la viande maigre, la volaille, le poisson, les œufs, les légumineuses et les noix.

Obtenir suffisamment d'acides gras oméga-3

Les acides gras oméga-3, en particulier l'acide

docosahexaénoïque (DHA), sont importants pour le développement du cerveau et des yeux du bébé. Les sources alimentaires d'oméga-3 comprennent les poissons gras (*comme le saumon et le maquereau*), les noix, les graines de lin et l'huile de lin.

Augmenter votre consommation de fer

Le fer est crucial pendant la grossesse pour aider à la formation du sang et à la croissance du bébé. Les bonnes sources de fer comprennent la volaille, le poisson, les légumes verts à feuilles, les légumineuses.

Prendre suffisamment d'acide folique

L'acide folique est un nutriment important pour prévenir les anomalies du tube neural chez le bébé en développement. Les sources d'acide folique comprennent les légumes verts à feuilles, les agrumes, les légumineuses.

Assurer une consommation adéquate de calcium et vitamine D

Le calcium et la vitamine D sont essentiels pour la santé des os et des dents ainsi que pour la croissance du bébé. Les produits tels les poissons gras, le tofu, les légumes verts à feuilles et les amandes sont de bonnes sources de calcium et de vitamine D.

Restez hydratée

Buvez suffisamment d'eau tout au long de la journée pour rester hydratée. L'eau est importante pour la formation du liquide amniotique et pour soutenir la production de lait maternel.

**Il est essentiel de noter que chaque femme est unique, et les besoins nutritionnels peuvent varier d'une personne à l'autre.

LA NUTRITION POUR LES PERSONNES AGÉES

Il y a plusieurs facteurs qui contribuent à la dénutrition des personnes âgées tels qu'un budget serré, un manque d'appétit, un manque de motivation pour cuisiner, des douleurs arthritiques, une perte de plaisir liée à la nourriture, une sensation de dépression, des difficultés à rester debout, une digestion lente et difficile, des douleurs ou des brûlures d'estomac, la constipation, la diarrhée, les ballonnements et la fatigue.

Cependant leurs besoins caloriques sont les mêmes que ceux d'un adulte même si leur activité est réduite en raison du ralentissement du métabolisme et de la diminution de la capacité d'assimilation des nutriments par les organes et les cellules qui déploient plus d'efforts pour remplir leur rôle. Un apport nutritionnel augmenté est nécessaire pour compenser cela.

Équilibre alimentaire

Il est essentiel pour ces personnes de consommer une variété d'aliments provenant des différents groupes alimentaires pour assurer un apport adéquat en nutriments essentiels. Cela inclut des fruits et légumes frais (*pour les vitamines, antioxydants, fibres*), des céréales complètes, des protéines maigres (*comme les viandes maigres, les poissons, les œufs et les légumineuses*) et autres produits faibles en gras.

Quelques aliments clés :

- Les fruits et légumes sont riches en vitamines, antioxydants et fibres. Il est recommandé de choisir des fruits et légumes de saison, de préparer des coulis, de les cuire ou de les blanchir avant de les congeler.

- Les légumineuses sont économiques, riches en protéines et en fibres, elles aident à diminuer le taux de cholestérol, à contrôler le diabète et à améliorer le fonctionnement des intestins.

Elles peuvent être utilisées de différentes manières, mélangées au riz, au couscous, aux soupes et aux salades pour remplacer la viande. Vous pouvez également les transformer en délicieuses purées de pois chiches en ajoutant un soupçon d'huile d'olive et des épices. Cette préparation donnera naissance à un houmous excellent que vous pourrez étaler sur du pain naan, pitas, ou encore utiliser comme trempette pour accompagner vos légumes.

Il est conseillé de les acheter sèches en vrac ou en sac, de les faire tremper une nuit, rincer avant de les cuire pour améliorer la digestion ou de les faire germer.

- Les œufs biologiques sont une source intéressante de protéines complètes, de vitamines D, B2 et B12. Les œufs sont reconnus pour aider à prévenir certaines maladies comme les cataractes, la dégénérescence maculaire, les maladies cardiovasculaires, certains cancers, à réparer et à maintenir en bon état les tissus comme la peau, les muscles et les os. Ils peuvent être ajoutés aux potages, aux salades et aux purées de pommes de terre ou être préparés de différentes manières (*cuits durs, pochés, brouillés, en omelette ou en sandwich*).

- Les laits en poudre et les fromages (*affinés de + de 18 mois comme le parmesan, le comté*) peuvent avantageusement être ajouté aux soupes pour augmenter la teneur en protéine et la valeur nutritive.

- Les omégas-3 : Le maquereau, le hareng, la morue, les sardines en boîte sont beaucoup plus économiques que le saumon et sont d'excellentes sources tout comme les graines de lin, l'huile de colza et l'huile d'olive. Les omégas-3 ont des effets anti-inflammatoires et sont bénéfiques pour la mémoire, la concentration, la santé cardiovasculaire et l'humeur.

- Le quinoa est considéré comme une protéine de grande qualité. Il a un petit goût de noisette et une texture croquante. Il peut être utilisé comme substitut des céréales et de la viande ou utilisé comme ingrédient pour préparer la pâte d'une quiche, ou encore être servi en salade froide avec tomates, poivrons, concombres, carottes et brocoli, assaisonné d'huile d'olive et de quelques herbes aromatiques. Il est recommandé de le rincer abondamment et de le cuire comme du riz.

- La levure alimentaire est riche en vitamines du complexe B. La vitamine B12 est souvent déficiente chez les personnes vieillissantes en raison de facteurs physiologiques naturels. De plus, cette carence peut être amplifiée par la prise de médicaments couramment utilisés. Pourtant, la vitamine B12 joue un rôle crucial dans les fonctions cognitives telles que la mémoire, ainsi que dans la prévention des maladies cardiovasculaires. Il est donc recommandé d'en consommer quotidien-nement à titre préventif.

- Fibres alimentaires : Les aliments riches en fibres, tels que les légumes, les fruits, les grains entiers et les légumineuses, favorisent la digestion et peuvent aider à prévenir la constipation, à maintenir un poids santé et à réguler la glycémie.

- Hydratation : Il est essentiel de rester bien hydraté, car la sensation de soif peut diminuer avec l'âge.

Boire suffisamment d'eau et consommer des liquides hydratants comme les soupes claires, les jus de fruits naturels dilués et les tisanes sont de bonnes options.

- Calcium et vitamine D : **Ces nutriments sont importants pour la santé osseuse. Les produits laitiers faibles en gras ou substituts végétaux, les légumes verts à feuilles, les poissons gras (*par exemple les sardines en conserve entières*) sont de bonnes sources.**

- Réduire la consommation de sel : **Limiter la consommation de sel et d'aliments transformés riches en sodium peut aider à prévenir les problèmes de pression artérielle élevée et de rétention d'eau. Utilisez des herbes, des épices et d'autres assaisonnements pour donner de la saveur aux aliments.**

- Contrôler les portions : **Les besoins caloriques peuvent diminuer avec l'âge en raison d'une diminution de l'activité physique et des changements métaboliques. Il est important de consommer des portions appropriées pour éviter la suralimentation et le gain de poids excessif.**

**En général, une alimentation variée, équilibrée et adaptée aux besoins individuels, est la clé d'une bonne nutrition pour les personnes âgées.

EN RÉSUMÉ

Une nutrition adéquate est importante à toutes les étapes de la vie. Des choix alimentaires sains et équilibrés peuvent avoir un impact significatif sur la santé, la croissance, le développement et le bien-être à long terme.

CHAPITRE 5

LES ALIMENTS À INTÉGRER DANS VOTRE ALIMENTATION QUOTIDIENNE

ALIMENTS RICHES EN ANTIOXYDANTS

Les antioxydants sont des composés qui jouent un rôle essentiel dans la protection de notre corps contre les dégâts provoqués par les radicaux libres. Ces derniers sont des molécules instables produites naturellement lors de divers processus de l'organisme, ainsi que par des facteurs extérieurs tels que la pollution, le stress et une alimentation peu équilibrée.

La présence de radicaux libres peut contribuer au vieillissement prématuré et à divers problèmes de santé. Les antioxydants agissent en neutralisant ces radicaux libres et en minimisant les dommages qu'ils peuvent causer.

Lorsque vous planifiez vos repas, essayez d'inclure régulièrement ces aliments. Ils vous aideront à maintenir un système immunitaire fort et à protéger votre corps contre les effets néfastes des radicaux libres.

Voici un tableau des aliments les plus riches en

antioxydants selon l'indice ORAC par 100 g (*Oxygen Radical Absorbance Capacity*).

Il s'agit d'une mesure utilisée en nutrition pour évaluer la capacité antioxydante des aliments. L'ORAC est une méthode de laboratoire qui quantifie la capacité d'un composé à neutraliser les radicaux libres oxygénés, qui sont impliqués dans les processus de vieillissement et de maladies. Plus l'indice ORAC est élevé, plus l'aliment a une capacité élevée à combattre les radicaux libres.

Aliment	Indice ORAC
Bleuet ou myrtille	2400
Mure	2036
Chou frisé	1770
Fraise	1540
Épinard	1260
Framboise	1220
Chou de Bruxelles	980
Prune	949
Luzerne	930
Betterave	840
Orange	740
Raisin rouge	739
Poivron rouge	710
Cerise	670
Kiwi	602
Pamplemousse	483
Oignon	450
Aubergine	390

EXPLORATION DES ALIMENTS BÉNÉFIQUES POUR LA SANTÉ

Nous allons découvrir certains de ces aliments, mais cette liste n'est pas exhaustive car il existe bien sûr, une grande diversité d'aliments bénéfiques pour la santé.

ALGUES

Les algues marines sont souvent considérées comme des superaliments en raison de leurs nombreux bienfaits pour la santé.

Voici quelques-uns des principaux bienfaits :

Richesse en nutriments
Les algues sont une excellente source de vitamines, de minéraux et d'oligo-éléments essentiels tels que l'iode, le calcium, le fer, le magnésium, la vitamine C, la vitamine K et les vitamines du groupe B. Ces nutriments sont importants pour la santé générale et le fonctionnement optimal de l'organisme.

Source d'antioxydants
Les algues contiennent des antioxydants puissants, tels que la vitamine C, la vitamine E, le bêta-carotène et des composés spécifiques appelés phyco-cyanines. Les antioxydants aident à protéger les cellules contre les dommages causés par les radicaux libres, réduisant ainsi le risque de maladies chroniques, de vieillissement prématuré et de certains types de cancer.

Effet détoxifiant

Les algues, en particulier les algues brunes comme le varech et le kombu, la chlorella sont riches en fibres et en composés naturels qui aident à éliminer les toxines du corps. Elles favorisent également le bon fonctionnement du système digestif et peuvent aider à réduire les ballonnements et les problèmes de constipation.

Soutien à la santé thyroïdienne

Les algues sont une excellente source naturelle d'iode, un nutriment essentiel pour la production d'hormones thyroïdiennes. Une consommation adéquate d'iode peut aider à maintenir un métabolisme sain, à réguler la fonction thyroïdienne et à prévenir les problèmes de thyroïde.

Effets anti-inflammatoires

Certains types d'algues, tels que la spiruline et la chlorella, ont des propriétés anti-inflammatoires. Elles peuvent aider à réduire l'inflammation dans le corps, ce qui est bénéfique pour la santé des articulations, la_gestion du poids, la santé cardiaque et la prévention des maladies chroniques liées à l'inflammation.

Soutien à la santé cardiaque

Les algues, en particulier les algues brunes, sont riches en fibres solubles et en acides gras oméga-3. Ces composés aident à réduire le taux de cholestérol LDL (*mauvais cholestérol*) dans le sang, favorisant ainsi la santé cardiaque et réduisant le risque de maladies cardiovasculaires.

Il convient de noter que les algues peuvent être consommées sous différentes formes, telles que les algues séchées, en poudre, en gélules ou en ajoutant des algues fraîches dans les plats.

*Précautions
Cependant, parlez-en à un professionnel de la santé avant de les incorporer régulièrement à votre alimentation, notamment si vous souffrez de problèmes thyroïdiens ou si vous êtes enceinte, car une consommation excessive d'iode peut avoir des effets indésirables.

Voici un comparatif sur les algues :

Algues vertes sont généralement riches en chloro-phylle et se trouvent souvent dans les eaux douces et marines peu profondes. Elles sont utilisées dans l'industrie alimentaire pour leurs propriétés nutritives.

Algues brunes également appelées algues de mer, sont couramment trouvées dans les régions côtières. Elles sont riches en minéraux tels que l'iode et sont utilisées dans l'alimentation, la cosmétique.

Algues rouges souvent appelées nori ou dulse, sont utilisées dans la cuisine asiatique, notamment pour fabriquer des sushis. Elles contiennent des pigments rouges et sont également riches en vitamines et en fibres.

<u>Avantages environnementaux</u> :

- Durabilité : La culture des algues nécessite généralement moins de ressources en comparaison avec l'élevage animal ou la culture de plantes terrestres.

- Captation de carbone : Les algues peuvent absorber le dioxyde de carbone de l'atmosphère et contribuer à la lutte contre le changement climatique.

- Écosystèmes marins : Les algues jouent un rôle crucial dans les écosystèmes marins en fournissant de l'oxygène et en servant d'habitat à de nombreuses espèces marines.

**Il est important de noter que les propriétés et les utilisations des algues peuvent varier en fonction du type spécifique d'algue. Pour plus de détails, vous pouvez visiter mon site : *carole-naturopathe.com*

AVOCAT

L'avocat peut être un ajout sain à une alimentation équilibrée en raison de sa teneur en nutriments bénéfiques pour la santé. En voici quelques-uns :

Nutriments essentiels

L'avocat est une excellente source de graisses saines, de fibres alimentaires, de vitamines et de minéraux. Il contient notamment de la vitamine K, de la vitamine C, de la vitamine E, de la vitamine B6, du folate, du potassium et du cuivre.

Graisses saines

Bien que l'avocat soit relativement élevé en matières grasses, la plupart de ces graisses sont des graisses monoinsaturées saines pour le cœur. Ces graisses peuvent aider à réduire le taux de cholestérol LDL (*mauvais cholestérol*) et à augmenter le taux de cholestérol HDL (*bon cholestérol*).

Fibres alimentaires

L'avocat est une bonne source de fibres alimentaires, ce qui peut favoriser la santé digestive, réguler la glycémie et contribuer à la sensation de satiété.

Antioxydants

L'avocat contient des antioxydants, tels que les caroténoïdes, la vitamine E et la lutéine, qui aident à protéger les cellules contre les dommages des radicaux libres.

Effets anti-inflammatoires

Certains composés présents dans l'avocat, tels que les acides gras et les phytostérols, ont des propriétés anti-inflammatoires, ce qui peut aider à réduire l'inflammation dans le corps.

**Il est important de noter que l'avocat est relativement calorique. Par conséquent, il est recommandé de le consommer avec modération si vous suivez un régime hypocalorique. De plus, si vous avez des allergies ou des sensibilités alimentaires spécifiques, il est préférable d'éviter sa consommation.

CÉRÉALES COMPLÈTES

Les céréales complètes sont des grains entiers qui n'ont pas été raffinés. Elles sont considérées comme une excellente source de nutriments essentiels tels que les fibres, les vitamines du groupe B, les minéraux et les antioxydants. Contrairement aux céréales raffinées, qui ont été dépouillées de leurs parties extérieures (*germe et son*) lors du processus de raffinage, les céréales complètes conservent ses parties nutritives.

Voici quelques avantages des céréales complètes :

Riches en fibres

Les céréales complètes sont une source importante de fibres alimentaires, ce qui peut favoriser la digestion, réduire le risque de constipation et aider à maintenir un poids santé.

Fournissent de l'énergie durable

Les céréales complètes contiennent des glucides complexes qui sont digérés lentement par l'organisme, ce qui permet de maintenir un niveau d'énergie stable sur une plus longue période.

Soutiennent la santé cardiaque

Les céréales complètes sont associées à une réduction du risque de maladies cardiovasculaires. Les fibres, les antioxydants et les autres composés bénéfiques qu'elles renferment peuvent aider à réduire le taux de cholestérol, la pression artérielle et l'inflammation.

Aident à la gestion du poids

Les céréales complètes peuvent aider à contrôler l'appétit en raison de leur teneur élevée en fibres, ce qui peut contribuer à une meilleure gestion du poids.

Sont polyvalentes

Les céréales complètes peuvent être intégrées dans une variété de plats, dans les pains, les pâtes, le petit-déjeuner, les salades et les accompagnements.

Quelques exemples de céréales complètes : l'avoine, le blé entier, le riz brun, le quinoa, le sarrasin et le maïs. Lorsque vous achetez des produits céréaliers, recherchez ceux qui portent la mention "céréales complètes" ou "grains entiers" sur l'emballage.

**Les céréales complètes sont une excellente source de fibres, de vitamines et de minéraux. Cependant, elles renferment également des composés appelés anti-nutriments qui entravent leur digestion optimale. L'un de ces anti-nutriments est l'acide phytique, connu sous le nom d'inositol hexakisphosphate (IP6), présent naturellement dans les céréales complètes, les légumineuses, les noix et les graines. L'acide phytique agit en formant des complexes insolubles appelés phytates, qui perturbent l'absorption efficace de minéraux essentiel tels que le calcium, le fer, le zinc et le magnésium par l'organisme.

Cependant, la présence d'acide phytique dans les céréales complètes ne signifie pas automatiquement un impact négatif sur la nutrition. Dans une alimentation équilibrée et variée, les effets de l'acide phytique sont généralement compensés par d'autres sources alimentaires de ces minéraux.

De plus, il est possible de réduire la teneur en acide phytique des céréales complètes par divers procédés, tels que le trempage, la fermentation ou la cuisson. Ces méthodes traditionnelles de préparation des aliments aident à décomposer l'acide phytique et à rendre les minéraux plus biodisponibles.

LES CHAMPIGNONS DE LA PHARMACOPÉE CHINOISE

Les champignons de la pharmacopée chinoise, tels que les shiitakés, le reishi et d'autres espèces, sont utilisés depuis des siècles dans la médecine traditionnelle chinoise (MTC) pour leurs nombreux bienfaits pour la santé.

Voici quelques-uns des bienfaits associés à ces champignons :

Renforcement du système immunitaire

Les champignons chinois, notamment le reishi, sont réputés pour leur capacité à stimuler le système immunitaire. Ils contiennent des composés bioactifs tels que les polysaccharides qui peuvent renforcer les défenses naturelles du corps contre les infections et les maladies.

Propriétés antioxydantes

Les champignons de la pharmacopée chinoise sont riches en antioxydants, tels que les triterpènes, les flavonoïdes et les phénols. Ces composés aident à protéger les cellules du corps contre les dommages causés par les radicaux libres et contribuent ainsi à prévenir le vieillissement prématuré et certaines maladies chroniques.

Effets anti-inflammatoires

Certains champignons chinois, comme le reishi, possèdent des propriétés anti-inflammatoires. Ils peuvent aider à réduire l'inflammation dans le corps, qui est souvent associée à des troubles tels que l'arthrite, les maladies cardiaques et les affections auto-immunes.

Régulation du système hormonal

Certains champignons chinois, tels que le reishi, sont considérés comme adaptogènes, ils peuvent aider à équilibrer les hormones dans le corps. Cela peut être bénéfique pour des problèmes tels que le stress, les déséquilibres hormonaux et les symptômes liés à la ménopause.

Soutien à la santé cardiaque

Certains champignons chinois contiennent des composés qui peuvent aider à réduire le taux de cholestérol et la pression artérielle, ce qui contribue à maintenir la santé cardiaque. Par exemple, le shiitaké contient de l'éritadénine, un composé qui peut favoriser une circulation sanguine saine.

Effets anticancéreux potentiels

Des études préliminaires suggèrent que certains champignons chinois, notamment le reishi, pourraient avoir des effets anticancéreux en inhibant la croissance des cellules cancéreuses, en stimulant le système immunitaire et en réduisant l'inflammation.

**Il convient de noter que les champignons de la pharmacopée chinoise ne sont généralement pas utilisés comme traitement unique, mais plutôt comme compléments alimentaires ou en combinaison avec d'autres herbes et thérapies dans le cadre de la médecine traditionnelle chinoise.

Voici des informations spécifiques sur certains d'entre eux :

Le reishi (*Ganoderma lucidum*)

Le reishi, également connu sous le nom de "champignon de l'immortalité", est l'un des champignons les plus étudiés et utilisés en médecine traditionnelle chinoise. Il se présente sous une forme de chapeau en forme de disque et a une couleur brun-rougeâtre. Le reishi est apprécié pour ses propriétés immunostimulantes, antioxydantes et anti-inflammatoires. Il est souvent utilisé pour renforcer le système immunitaire, soutenir la santé cardio-vasculaire, améliorer la qualité du sommeil et favoriser une réponse au stress équilibrée.

Le shiitaké (*Lentinula edodes*)

Le shiitaké est un champignon comestible originaire

d'Asie. Il a un chapeau charnu et une saveur umami distinctive. En plus d'être délicieux, le shiitaké est également réputé pour ses bienfaits sur la santé. Il est riche en polysaccharides, en vitamines, en minéraux et en composés bioactifs tels que l'ergostérol et le lentinane. Le shiitaké est utilisé pour stimuler le système immunitaire, réduire le cholestérol, favoriser la santé cardiaque, soutenir la fonction hépatique et aider à combattre les infections.

Le cordyceps (*Cordyceps sinensis*)

Le cordyceps est un champignon parasite qui infecte les chenilles. Il est utilisé en médecine traditionnelle chinoise pour augmenter l'énergie, améliorer la fonction pulmonaire, renforcer le système immunitaire et favoriser la santé rénale.

Le hericium (*Hericium erinaceus*)

Le hericium, également connu sous le nom de lion's mane (*crinière de lion*), est un champignon comestible en forme de pom-pom. Il est utilisé pour ses effets neuroprotecteurs et stimulants sur le système nerveux. On pense qu'il peut améliorer la mémoire, la concentration et la santé cognitive en général.

Le tremella (*Tremella fuciformis*)

Le tremella est un champignon gélatineux qui se présente sous la forme d'une substance translucide et gélatineuse. Il est riche en polysaccharides et en acide hyaluronique, ce qui lui confère des propriétés hydratantes et anti-âge. Il est souvent utilisé dans les produits de beauté pour la peau et les cheveux.

Le maitake (*Grifola frondosa*)

Le maitaké est un champignon originaire d'Asie qui pousse en grappes, il est également connu sous le nom de champignon dansant. Le maitaké est apprécié pour ses propriétés immunostimulantes, antivirales et anti-inflammatoires. Il contient des bêta-glucanes, des polysaccharides et d'autres composés bioactifs qui peuvent renforcer le système immunitaire, réguler la glycémie, soutenir la santé cardiaque et avoir un potentiel anticancéreux.

Le poria (*Poria cocos*)

Le poria est un champignon qui pousse sur les racines d'arbres. Il est utilisé en médecine traditionnelle chinoise pour sa capacité à renforcer le système digestif, à favoriser la diurèse, à calmer l'esprit et à soutenir le système immunitaire.

Les pleurotes

Également connus sous le nom scientifique Pleurotus, sont un groupe de champignons comestibles largement utilisés dans la cuisine asiatique et occidentale. Il existe plusieurs variétés de pleurotes parmi lesquelles les plus populaires sont les pleurotes en huître (*Pleurotus ostreatus*), les pleurotes du panicaut (*Pleurotus eryngii*) et les pleurotes roses (*Pleurotus djamor*). Chaque variété a des caractéristiques légèrement différentes en termes d'apparence et de saveur. Les pleurotes sont connus pour leurs propriétés nutritionnelles bénéfiques. Ils sont réputés pour leur potentiel antioxydant, leur capacité à soutenir le système immunitaire et leur contenu en fibres qui favorise la digestion et le transit intestinal. Les pleurotes contiennent également des bêta-glucanes, des composés bioactifs qui ont des effets immuno-modulateurs et peuvent aider à réguler le cholestérol.

Tous ces champignons sont disponibles sous différentes formes, notamment fraîches, séchées (*comme le shiitaké, le reishi, etc.*) en poudre, en extraits liquides et en compléments alimentaires.

**Il est important de se procurer des produits de qualité auprès de sources fiables et de consulter un professionnel de la santé avant de les utiliser à des fins médicinales.

LE CHOCOLAT NOIR

Le chocolat noir est souvent considéré comme bénéfique pour la santé en raison de sa teneur élevée en cacao. Découvrons quelques-uns de ses bénéfices.

Le chocolat noir est riche en antioxydants, tels que les flavonoïdes, qui aident à protéger les cellules contre les dommages causés par les radicaux libres et à prévenir le stress oxydatif.

Plusieurs études suggèrent que la consommation modérée de chocolat noir peut être bénéfique pour la santé cardiovasculaire. Les flavonoïdes présents dans le cacao peuvent aider à réduire la pression artérielle, à améliorer la circulation sanguine et à augmenter la fonction endothéliale, ce qui favorise la santé des vaisseaux sanguins.

Certains composés du chocolat noir, tels que la caféine et les flavonoïdes, peuvent avoir des effets stimulants sur le cerveau. Ils peuvent améliorer la vigilance, la concentration et la fonction cognitive globale à court terme.

Le chocolat noir contient des substances qui peuvent stimuler la production de sérotonine, un neurotransmetteur associé à la régulation de l'humeur. Cela peut expliquer pourquoi beaucoup de gens ressentent une sensation de bien-être et de plaisir après avoir consommé du chocolat noir.

Certains composés présents dans le chocolat noir, notamment la théobromine, peuvent avoir des effets bénéfiques sur la réduction du stress et de l'anxiété.

Le chocolat noir contient des minéraux tels que le fer, le magnésium, le cuivre et le manganèse, ainsi que des vitamines du groupe B. Cependant, il est important de noter que ces nutriments se trouvent également en petites quantités et que le chocolat noir ne doit pas être considéré comme une source principale de ces nutriments.

**Il est important de noter que ces bénéfices sont associés à une consommation modérée de chocolat noir. L'excès de chocolat peut entraîner une prise de poids et d'autres effets négatifs sur la santé en raison de sa teneur en sucre et en matières grasses. Il est préférable de choisir du chocolat noir avec une teneur élevée en cacao (*70% ou plus*) et de le consommer avec modération dans le cadre d'une alimentation équilibrée.

ÉPICES ET HERBES AROMATIQUES

Expérimentez dans votre cuisine les épices, les herbes aromatiques et des alternatives nutritives pour rehausser le goût, pour ajouter de la saveur et de l'arôme aux plats mais aussi parce qu'elles contiennent des composés bioactifs bénéfiques pour la santé (*persil, oseille, thym, basilic, ciboulette, origan, estragon, coriandre, fenouil, aneth, menthe, curcuma, cumin, curry, clou de girofle, cardamone, anis étoilé, cannelle, gingembre etc.*).

Voici quelques-uns de leurs avantages :

Propriétés antioxydantes

De nombreuses épices et herbes sont riches en antioxydants, tels que la cannelle, le curcuma, le romarin et l'origan. Les antioxydants aident à neutraliser les radicaux libres dans le corps, réduisant ainsi le stress oxydatif et le risque de maladies chroniques.

Effets anti-inflammatoires

Certaines épices, comme le curcuma, le gingembre et le poivre de Cayenne, ont des propriétés anti-inflammatoires. Elles peuvent aider à réduire l'inflammation dans le corps, qui est souvent associée à des maladies telles que l'arthrite, les maladies cardiaques et le cancer.

Amélioration de la digestion

Plusieurs herbes aromatiques, comme le fenouil, la menthe et la coriandre, sont connues pour favoriser la digestion et soulager les problèmes gastro-intestinaux tels que les ballonnements, les flatulences et les maux d'estomac. Elles peuvent également stimuler l'appétit.

Effets antimicrobiens

Certaines épices, telles que le thym, l'ail et le clou de girofle, ont des propriétés antimicrobiennes et antifongiques. Elles peuvent aider à combattre les infections bactériennes, fongiques, et ont été utilisées traditionnellement à des fins médicinales.

Effets bénéfiques sur la santé cardiaque

Certaines épices, notamment la cannelle, le curcuma et l'ail, ont été associées à des bienfaits pour la santé cardiaque. Elles peuvent aider à réduire le taux de cholestérol, la pression artérielle et l'inflammation, réduisant ainsi le risque de maladies cardio-vasculaires.

Stimulation du système immunitaire

Certaines herbes, comme le thym, le basilic et le romarin, contiennent des composés bénéfiques pour le système immunitaire. Elles peuvent renforcer les défenses de l'organisme contre les infections et les maladies.

**Il convient de noter que les bienfaits spécifiques des épices et des herbes peuvent varier, et il est important de les consommer dans le cadre d'une alimentation équilibrée et variée pour en tirer le meilleur parti.

FRUITS ET LÉGUMES

Ils sont riches en nutriments, en fibres et en antioxydants, ce qui en fait des choix alimentaires très bénéfiques pour la santé. Voici quelques informations clés sur les fruits et légumes :

Nutriments essentiels

Les fruits et légumes sont une excellente source de vitamines, de minéraux et de phytonutriments essentiels tels que la vitamine C, la vitamine A, le potassium et le folate. Ces nutriments jouent un rôle crucial dans le fonctionnement optimal du corps.

Fibres

Les fruits et légumes contiennent des fibres

alimentaires qui favorisent la santé digestive. Les fibres aident à réguler le transit intestinal, préviennent la constipation et peuvent contribuer à la gestion du poids en procurant une sensation de satiété.

Antioxydants

Les fruits et légumes sont riches en antioxydants tels que les flavonoïdes, les caroténoïdes et la vitamine C. Ces composés aident à protéger les cellules du corps contre les dommages causés par les radicaux libres, contribuant ainsi à la prévention de maladies chroniques telles que les maladies cardiaques, le cancer et les maladies neurodégénératives.

Réduction des risques de maladies

Une consommation régulière de fruits et légumes est associée à une réduction du risque de maladies cardiovasculaires, d'hypertension artérielle, de diabète de type 2, d'obésité et de certains types de cancer, notamment le cancer du côlon et le cancer du poumon.

Variété et couleur

Il est important de consommer une variété de fruits et légumes de différentes couleurs, car chaque couleur représente une combinaison unique de nutriments. Par exemple, les légumes verts à feuilles comme les épinards et le brocoli sont riches en vitamine K, en acide folique, en fer et d'autres sources telles le bok choy, la laitue, le chou frisé, les blettes, la roquette, le cresson, les feuilles de moutarde, le chou kale. Les fruits et légumes orange comme les carottes et les patates douces sont riches en bêta-carotène et en vitamine C.

Les baies comme les bleuets ou myrtilles, les groseilles, les canneberges, les framboises, les mûres, les airelles ainsi que le raisin et la tomate qui sont dans le contexte botanique considérés comme des baies sont particulièrement riches en antioxydants, les kiwis, les bananes, les poivrons, les papayes, l'ananas, les mangues, les pommes, les avocats, les agrumes, les grenades.

Fraîcheur et préparation

Pour maximiser les bienfaits des fruits et légumes, il est préférable de les consommer frais. Si cela n'est pas possible, les options congelées peuvent également être nutritives. Lavez soigneusement les fruits et légumes avant de les consommer pour éliminer les résidus de pesticides ou de saleté.

FRUITS SECS

Les fruits secs peuvent être bénéfiques pour la santé lorsqu'ils sont consommés avec modération. Ils sont riches en nutriments essentiels tels que les vitamines, les minéraux, les fibres alimentaires et les antioxydants.

Voici quelques avantages potentiels pour la santé liés à leurs consommations :

Nutriments essentiels

Les fruits secs contiennent une variété de vitamines et de minéraux, tels que la vitamine E, le potassium, le magnésium et le fer. Ces nutriments sont importants pour le bon fonctionnement de notre corps.

Fibres alimentaires

Les fruits secs sont une bonne source de fibres alimentaires, ce qui peut favoriser la digestion et aider à maintenir un système digestif sain. Les fibres peuvent également contribuer à la régulation de la glycémie et à la gestion du poids.

Antioxydants

Certains fruits secs, comme les baies, les raisins secs et les prunes, sont riches en antioxydants qui aident à protéger les cellules contre les dommages causés par les radicaux libres, ce qui peut contribuer à réduire le risque de maladies chroniques telles que les maladies cardiaques et certains types de cancer.

Source d'énergie

Les fruits secs sont naturellement sucrés et contiennent des glucides, ce qui en fait une source d'énergie pratique et portable. Ils peuvent être un en-cas sain pour combler les petits creux et fournir un regain d'énergie.

**Cependant, il est important de noter que les fruits secs sont également caloriques en raison de leur teneur en sucre concentré. Par conséquent, il est préférable de les consommer avec modération, en respectant les portions recommandées.

LE GERME DE BLÉ

Le germe de blé est la partie intérieure de la graine de blé, souvent retirée lors du processus de raffinage pour produire de la farine blanche. Il est considéré comme l'une des parties les plus nutritives du grain de blé, regorgeant de bienfaits pour la santé en raison de sa composition riche en nutriments.

Voici quelques-uns des bienfaits du germe de blé :

Source de nutriments essentiels

Le germe de blé est une excellente source de vitamines et de minéraux. Il est particulièrement riche en vitamines du groupe B, comme la vitamine B1 (*thiamine*), la vitamine B3 (*niacine*) et la vitamine B6 (*pyridoxine*), ainsi qu'en vitamine E. Il contient également du fer, du magnésium, du zinc et du phosphore.

Antioxydants

Le germe de blé est riche en antioxydants, notamment en vitamine E et en certains composés phytochimiques. Les antioxydants aident à protéger les cellules contre les dommages causés par les radicaux libres, contribuant ainsi à réduire le risque de maladies chroniques telles que les maladies cardiaques et le cancer.

Fibres alimentaires

Le germe de blé est une bonne source de fibres alimentaires, ce qui peut favoriser une digestion saine. Les fibres alimentaires aident à réguler le transit intestinal, à prévenir la constipation et à maintenir un bon équilibre de la flore intestinale.

Santé cardiaque

Les nutriments présents dans le germe de blé, tels que les acides gras insaturés et la vitamine E, sont bénéfiques pour la santé cardiaque. Ils aident à réduire le taux de cholestérol LDL (*mauvais cholestérol*) et à maintenir l'intégrité des parois des vaisseaux sanguins.

Énergie et satiété

Le germe de blé est une excellente source de glucides complexes, qui sont une importante source d'énergie pour le corps. De plus, sa teneur élevée en fibres aide à prolonger la sensation de satiété, ce qui peut être utile dans le cadre d'une alimentation équilibrée et de la gestion du poids.

Le germe de blé est disponible dans différents formats et peut être consommé de différentes manières. Voici quelques-unes des formes courantes sous lesquelles on peut le trouver :

Germe de blé brut

Il est possible d'acheter du germe de blé brut non transformé. Il s'agit généralement de petits grains ou de morceaux de germe de blé séchés et non cuits.

Germe de blé en poudre

Le germe de blé peut être moulu pour obtenir une poudre fine. Cette forme est pratique pour être ajoutée à des smoothies, des yaourts, des céréales ou des recettes de cuisson.

Huile de germe de blé

L'huile de germe de blé est extraite du germe de blé, et souvent utilisée dans des salades ou comme supplément alimentaire. Elle est riche en vitamine E et en acides gras essentiels.

Compléments alimentaires

Le germe de blé est également disponible sous forme de compléments alimentaires, tels que des capsules ou des comprimés. Ces produits peuvent fournir une concentration plus élevée de nutriments du germe de blé.

Lorsque vous achetez du germe de blé, assurez-vous de choisir des produits de haute qualité provenant de sources fiables. Il est préférable de vérifier les informations nutritionnelles pour vous assurer de la pureté du produit.

Il est important de noter que le germe de blé peut devenir rance lorsqu'il est exposé à l'air et à la chaleur pendant de longues périodes. Pour cette raison, il est recommandé de le conserver dans un contenant hermétique et de le réfrigérer pour prolonger sa durée de conservation.

Le germe de blé est un aliment nutritif qui peut contribuer à une alimentation saine en fournissant une gamme de vitamines, de minéraux, d'antioxydants et de fibres alimentaires.

**Il convient de noter que le germe de blé peut provoquer des réactions allergiques chez certaines personnes. De plus, en raison de sa teneur en calories, il est recommandé de le consommer avec modération dans le cadre d'une alimentation équilibrée.

LES GRAINES GERMÉES

Il est possible d'avoir toujours à portée de la main des légumes frais, crus, vivants, et ce à un prix minime, grâce aux germinations.

Les graines germées sont de petites graines que l'on met à tremper dans de l'eau pure et que l'on peut récolter quelques jours plus tard.

Voici quelques-uns des avantages de consommer des graines germées :

Valeur nutritionnelle

Les graines germées renferment une quantité plus élevée de nutriments que les graines non germées. Pendant le processus de germination, leur teneur en vitamines, minéraux et antioxydants augmente considérablement. Par exemple, la vitamine C peut augmenter jusqu'à six fois sa concentration initiale, tandis que les vitamines du groupe B peuvent augmenter jusqu'à douze fois.

Digestion facilitée

Les graines germées sont plus faciles à digérer que les graines non germées. La germination active des enzymes digestives, ce qui facilite l'absorption des nutriments par l'organisme.

Teneur en enzymes

Les graines germées contiennent une grande quantité d'enzymes vivantes, qui aident à décomposer les aliments et favorisent une digestion saine.

Amélioration de la biodisponibilité des nutriments

La germination des graines libère des composés appelés inhibiteurs d'enzymes, qui peuvent entraver l'absorption des nutriments. La germination réduit la présence de ces inhibiteurs, ce qui améliore la biodisponibilité des nutriments présents dans les graines.

Source de fibres

Les graines germées sont riches en fibres, ce qui favorise la santé digestive en améliorant le transit intestinal et en favorisant la croissance de bactéries bénéfiques dans l'intestin.

Effet alcalinisant

Les graines germées ont un effet alcalinisant sur le corps. Elles aident à maintenir l'équilibre du pH dans l'organisme, ce qui est bénéfique pour la santé générale.

Antioxydants

Pendant la germination, la teneur en antioxydants des graines augmente. Les antioxydants aident à protéger le corps contre les dommages causés par les radicaux libres, contribuant ainsi à réduire le risque de maladies chroniques.

Profil nutritionnel varié

Chaque type de graine germée peut avoir des avantages spécifiques comme par exemple les graines de luzerne qui sont riches en vitamines A, C et K tandis que les graines de brocoli germées sont une excellente source de vitamine C, de fibres et de composés phytochimiques bénéfiques.

Il est donc important de consommer les graines germées fraîches et de les intégrer dans une alimentation équilibrée et variée pour bénéficier pleinement de leurs bienfaits.

Voici quelques conseils concernant la consommation de graines germées :

Choisissez des graines de haute qualité : Optez pour

des graines biologiques certifiées, non traitées avec des produits chimiques. Assurez-vous qu'elles sont propres et exemptes de moisissures.

Préparez les graines correctement : Rincez soigneusement les graines à l'eau pure (*filtrée*) avant de les faire germer. Utilisez des méthodes appropriées de germination, telles que la trempette, le treillis ou le germoir, en suivant les instructions spécifiques pour chaque type de graine.

Respectez les conditions de germination : Assurez-vous que les graines bénéficient de conditions optimales, telles que la température, l'humidité et la ventilation, appropriées pour favoriser une germination saine.

Consommez-les rapidement : Les graines germées sont plus fraîches et nutritives lorsqu'elles sont consommées peu de temps après leur germination. Essayez de les utiliser dans les 3 à 4 jours suivant la germination pour en tirer le meilleur parti.

Variez les types de graines germées : Diversifiez votre consommation de graines germées pour bénéficier d'une large gamme de nutriments. Vous pouvez essayer des graines comme l'alfalfa, le brocoli, le trèfle, le fenugrec, le lin, le radis.

Les débutants apprécieront les germinations des graines de luzerne, de fenugrec et de lentilles ainsi que les pois chiches, les fèves Mung et les graines de tournesol. Pour connaître toutes les étapes, rendez-vous sur mon site : *carole-naturopathe.com*.

Soyez conscient des allergies et des sensibilités : Certaines personnes peuvent réagir aux graines germées, en particulier si elles ont des antécédents d'allergies alimentaires.

Équilibrez votre alimentation : Les graines germées peuvent être une excellente addition à une alimentation équilibrée et variée, mais ne les considérez pas comme un substitut complet à d'autres aliments. Veillez à consommer également une gamme d'autres aliments nutritifs pour répondre à tous vos besoins nutritionnels.

Voici un comparatif de quelques graines germées :

Alfalfa : **Les graines d'alfalfa, également appelées luzerne, sont riches en vitamines A, C et K, ainsi qu'en minéraux tels que le calcium et le fer. Elles ont un goût frais et légèrement herbacé, elles sont souvent utilisées dans les salades et les en-cas.**

Trèfle rouge : **Les graines de trèfle rouge sont une excellente source de vitamines C et E, ainsi que de minéraux comme le magnésium et le potassium. Elles ont une saveur légèrement sucrée et sont souvent ajoutées aux mélanges de salades pour apporter une touche de couleur et de texture.**

Radis : **Les graines de radis germées ont un goût**

piquant et légèrement épicé, rappelant celui du radis mature. Elles sont riches en vitamines A, B, C et E, et contiennent également des minéraux tels que le potassium et le calcium. Les graines de radis germées sont souvent utilisées pour rehausser la saveur d'un casse-croûte ou des plats d'accompagnement.

Lentilles : Les graines de lentilles germées sont une excellente source de protéines végétales, de fibres et de fer. Elles ont une saveur douce et légèrement noisetée. Les graines de lentilles germées sont utilisées dans une variété de plats, y compris les salades, les soupes et les sautés.

Tournesol : Les graines de tournesol germées sont riches en vitamines B, E et K, ainsi qu'en minéraux tels que le zinc et le sélénium. Elles ont une saveur légèrement croquante et une texture délicate. Les graines de tournesol germées sont souvent utilisées dans les salades, les casse-croûtes et les wraps.

Brocoli : Les graines de brocoli germées sont une source concentrée de vitamines A, C et K, ainsi que de minéraux tels que le magnésium, calcium et le fer. Elles ont une saveur légèrement amère et croquante. Les graines de brocoli germées sont couramment utilisées dans les salades et les sautés.

Fenugrec : Les graines de fenugrec germées ont une saveur légèrement sucrée et rappellent celle du céleri. Elles sont riches en vitamines A, B et C, ainsi qu'en minéraux comme le fer et le magnésium. Les graines de fenugrec germées sont utilisées dans une variété de plats, notamment les currys, les plats de riz et les soupes.

Haricots mungo : Les graines de haricots mungo germées sont riches en protéines végétales, en fibres et en vitamines du groupe B. Elles ont une saveur douce et croquante. Les graines de haricots mungo germées sont utilisées dans de nombreux plats asiatiques, tels que les sautés et les nouilles.

**Il est important de noter que les graines germées sont généralement consommées crues.

GRAISSES SAINES ET HUILES BÉNÉFIQUES POUR LA SANTÉ

Optez pour des graisses saines provenant de sources telles que les avocats, les noix, les graines, les huiles végétales non saturées (*comme l'huile d'olive*), les poissons gras (*comme le saumon, le maquereau et les sardines*) et les huiles riches en acides gras monoinsaturés et polyinsaturés (*comme l'huile d'avocat, l'huile de lin et l'huile de noix*).

Les graisses saines, telles que celles présentes dans les avocats, les noix, les graines et les poissons gras, fournissent des acides gras oméga-3 bénéfiques pour la santé cardiovasculaire.

Les huiles riches en acides gras monoinsaturés et polyinsaturés, comme l'huile d'olive extra vierge, l'huile d'avocat, l'huile de lin et l'huile de noix, sont également considérées comme bénéfiques pour la santé car elles peuvent aider à réduire le cholestérol LDL (*mauvais cholestérol*) et à augmenter le cholestérol HDL (*bon cholestérol*) dans le sang, ce qui peut avoir des effets bénéfiques sur la santé cardiovasculaire.

Il est recommandé de limiter la consommation de graisses saturées présentes dans les aliments d'origine animale, les aliments transformés et les aliments frits. De plus, il est conseillé d'éviter les graisses trans.

En général, pour bénéficier d'une variété d'acides gras et profiter des avantages nutritionnels spécifiques de chaque huile, il est préférable de varier les types d'huiles utilisées dans l'alimentation. Vous pouvez utiliser différentes huiles bénéfiques pour la cuisson et les assaisonnements (*voir chapitre 6*).

LÉGUMINEUSES

Les légumineuses sont une excellente source d'aliments dans une alimentation saine et équilibrée. Elles appartiennent à la famille des plantes légumineuses et comprennent des aliments tels que les haricots (*comme les haricots noirs, les haricots rouges et les haricots blancs*), les pois chiches, les lentilles, les pois et les fèves.

Elles ont un faible indice glycémique, elles favorisent la sensation de satiété, et peuvent être intégrées à une alimentation équilibrée pour apporter de nombreux bienfaits pour la santé.

Voici quelques points importants sur les légumineuses et leur rôle dans une alimentation saine :

Riche en nutriments

Les légumineuses sont une excellente source de protéines végétales, de fibres alimentaires, de fer, de folate, de magnésium, de potassium et de plusieurs vitamines du groupe B. Elles constituent également une source de glucides complexes à faible indice glycémique, ce qui signifie qu'elles libèrent lentement leur énergie dans le corps.

Faible teneur en matières grasses

Les légumineuses sont généralement faibles en matières grasses saturées et ne contiennent pas de cholestérol. Elles sont donc une alternative saine aux sources de protéines animales riches en graisses.

Bonne source de fibres

Les légumineuses sont riches en fibres alimentaires, ce qui contribue à la santé digestive, à la régularité intestinale et à la prévention des maladies cardiovasculaires. Les fibres aident également à maintenir la sensation de satiété plus longtemps, ce qui peut être bénéfique pour le contrôle du poids.

Contribuent à la santé cardiaque

Les légumineuses sont associées à une réduction du risque de maladies cardiovasculaires. Leur teneur élevée en fibres, en potassium et en antioxydants, ainsi que leur faible teneur en matières grasses saturées, peuvent aider à abaisser la pression artérielle et à réduire les niveaux de cholestérol LDL (*mauvais cholestérol*).

Options polyvalentes pour les repas

Les légumineuses offrent une grande variété d'options pour les repas. Elles peuvent être utilisées dans les soupes, les salades, les plats principaux, les accompagnements et même dans les desserts (*comme les brownies à base de haricots noirs*). Elles peuvent également être transformées en farine pour la préparation de pains, de pâtes et de galettes végétaliennes.

Alternatives végétariennes/végétaliennes

En raison de leur teneur élevée en protéines végétales, les légumineuses constituent une excellente option pour les personnes suivant un régime végétarien ou végétalien. Elles peuvent remplacer les protéines animales dans les repas et fournir les acides aminés essentiels nécessaires à une alimentation équilibrée.

Cependant tout comme les céréales, elles contiennent également des anti-nutriments qui empêchent leur bonne digestion comme l'acide phytique (*voir céréales complètes*).

LEVURE ALIMENTAIRE NON-ACTIVE

La levure alimentaire non active, également connue sous le nom de levure nutritionnelle, est un produit dérivé de la levure de bière. Contrairement à la levure de boulangerie ou à la levure de bière active, la levure alimentaire non active a été chauffée et séchée, ce qui la rend inactive sur le plan de la fermentation. Cependant, elle conserve encore de nombreux nutriments bénéfiques, ce qui en fait un complément alimentaire populaire, notamment parmi les personnes suivant un régime végétalien ou végétarien.

Voici quelques-uns de ses avantages :

Source de nutriments
La levure alimentaire non active est riche en vitamines du groupe B, notamment la vitamine B12, la thiamine, la riboflavine, la niacine et l'acide folique. Ces vitamines jouent un rôle essentiel dans le

métabolisme, la santé nerveuse, la production d'énergie et la fonction cellulaire.

Source de protéines

La levure alimentaire non active contient environ 50 % de protéines complètes, ce qui signifie qu'elle fournit tous les acides aminés essentiels nécessaires à la croissance et au maintien des tissus corporels.

Richesse en minéraux

La levure alimentaire non active est une bonne source de minéraux tels que le zinc, le sélénium, le magnésium, le cuivre et le fer. Ces minéraux jouent un rôle crucial dans de nombreuses fonctions corporelles, y compris la santé immunitaire, la formation des globules rouges et le métabolisme.

Favorise la santé intestinale

La levure alimentaire non active contient des fibres prébiotiques, qui favorisent la croissance des bonnes bactéries intestinales. Cela peut contribuer à une meilleure digestion, à une absorption optimale des nutriments et à un système immunitaire renforcé.

Améliore la santé des cheveux, de la peau et des ongles

Grâce à sa teneur en vitamines du groupe B, en protéines et en minéraux, la levure alimentaire non active peut contribuer à renforcer les cheveux, à améliorer la santé de la peau et à renforcer les ongles.

Source d'antioxydants

La levure alimentaire non active contient des antioxydants tels que les flavonoïdes, qui aident à protéger les cellules du corps contre les dommages causés par les radicaux libres.

Soutien à l'énergie

Grâce à sa teneur élevée en vitamines du groupe B, la levure alimentaire non active peut contribuer à soutenir les niveaux d'énergie et à réduire la fatigue. Les vitamines du groupe B jouent un rôle clé dans la conversion des aliments en énergie utilisable par le corps.

Soutien immunitaire

Certains composés présents dans la levure alimentaire non active, tels que le bêta-glucane, ont été associés à un soutien du système immunitaire. Des études suggèrent que le bêta-glucane peut aider à renforcer les défenses naturelles de l'organisme et à favoriser une meilleure résistance aux infections.

Goût savoureux

La levure alimentaire non active a un goût savoureux, légèrement fromagé et noisetté. Cela en fait un assaisonnement populaire pour les plats salés, les soupes, les sauces et les snacks. Elle peut être saupoudrée sur les légumes, les salades ou utilisée comme ingrédient dans les recettes pour ajouter une saveur umami (*la saveur umami est une composante gustative qui apporte une dimension de goût savoureux, agréable et satisfaisant*) à de nombreux plats et ingrédients.

Les aliments qui sont connus pour être riches en umami comprennent le bouillon de viande, les champignons, les algues, les tomates mûres, le fromage vieilli, le parmesan, le jambon, les fruits de mer, certains légumes fermentés, le tamari et la sauce de poisson.

**Il est important de souligner que certaines personnes peuvent présenter une allergie à la levure alimentaire si elles ont des antécédents d'allergies aux levures ou aux champignons. De plus, bien que la levure alimentaire non active puisse être bénéfique, elle ne doit pas être utilisée comme substitut à une alimentation équilibrée et variée.

MOULES VERTES

Les moules vertes de Nouvelle-Zélande, également connues sous le nom de moules de bouchot (*Perna canaliculus*), sont réputées pour leurs nombreux bienfaits pour la santé.

Voici quelques-uns des avantages associés à la consommation de moules vertes de Nouvelle-Zélande :

Riches en nutriments

Les moules vertes sont une excellente source de protéines, de vitamines (*notamment les vitamines B12 et C*) et de minéraux tels que le fer, le zinc et le magnésium. Elles sont également faibles en matières grasses et en calories, ce qui en fait un aliment nutritif.

Source d'oméga-3
Les moules vertes sont riches en acides gras oméga-3, notamment en acide eicosapentaénoïque (EPA) et en acide docosahexaénoïque (DHA). Les oméga-3 sont bénéfiques pour la santé cardiaque, la fonction cérébrale et la réduction de l'inflammation dans le corps.

Effets anti-inflammatoires
Les moules vertes contiennent naturellement des composés bioactifs, tels que les acides gras oméga-3, les peptides et les glycosaminoglycanes, qui possèdent des propriétés anti-inflammatoires. La consommation régulière de moules vertes peut contribuer à réduire l'inflammation et à atténuer les symptômes associés à des troubles inflammatoires comme l'arthrite.

Soutien pour la santé des articulations
Les moules vertes de Nouvelle-Zélande sont souvent utilisées dans les suppléments alimentaires destinés à soutenir la santé des articulations. Elles contiennent des glycosaminoglycanes, des composés qui favorisent la régénération du cartilage et la réduction de la douleur articulaire.

Renforcement du système immunitaire
Les moules vertes sont riches en vitamine C, un

nutriment essentiel pour le bon fonctionnement du système immunitaire. La consommation régulière de moules vertes peut aider à renforcer les défenses de l'organisme contre les infections.

La consommation régulière de moules vertes de Nouvelle-Zélande peut contribuer à augmenter votre apport en oméga-3 et à soutenir votre bien-être général.

Les moules vertes de Nouvelle-Zélande peuvent être disponibles sous différentes formes, notamment :

Moules vertes entières : Vous pouvez trouver des moules vertes entières, fraîches ou congelées, dans certains magasins spécialisés ou sur les marchés.

Huile de moules vertes : L'huile de moules vertes est extraite des moules, souvent proposée sous forme de complément alimentaire. Elle est riche en acides gras oméga-3, ce qui en fait un moyen pratique de bénéficier des bienfaits de ces nutriments.

Poudre de moules vertes : La poudre de moules vertes est obtenue en déshydratant et en broyant les moules. Elle peut être utilisée comme ingrédient dans les compléments alimentaires, les smoothies ou les mélanges pour boissons.

Capsules ou comprimés : Les moules vertes de Nouvelle-Zélande sont souvent encapsulées ou transformées en comprimés pour faciliter leur consommation. Ces produits sont disponibles dans les magasins d'aliments naturels ou en ligne.

**Cependant, il est important de noter que les niveaux d'oméga-3 peuvent varier en fonction de divers facteurs, tel que l'environnement dans lequel elles sont cultivées. Il est donc recommandé de vous assurer de choisir des moules vertes de qualité et provenant de sources fiables pour tirer les avantages des oméga-3.

OLÉAGINEUX

Les oléagineux, tels que les noix, les amandes, les noisettes, les pistaches et les graines de tournesol, présentent de nombreux bienfaits pour la santé.

Choisissez des oléagineux crus, non salés et non grillés pour maximiser leurs bienfaits nutritionnels.

Variez votre consommation d'oléagineux pour bénéficier d'une gamme complète de nutriments. Les options incluent les amandes, les noix de cajou, les noix de pécan, les noisettes, les pistaches, les noix de macadamia, les graines de tournesol, les graines de citrouille, etc.

Consommez les oléagineux en petites quantités, car ils sont riches en calories. Une portion recommandée est d'environ une poignée par jour. On peut aussi les consommer pour la plupart sous forme de beurre à tartiner comme les graines de sésame (*tahini*), le beurre de noix de cajou, le beurre de graines de citrouille ou d'amandes.

Assurez-vous de mâcher correctement les oléagineux pour faciliter leur digestion. Vous pouvez aussi les moudre et les consommer sous forme de poudre.

Évitez les oléagineux si vous êtes allergique à l'un d'entre eux.

Privilégiez les oléagineux issus de l'agriculture biologique pour éviter les résidus de pesticides.

Soyez attentif à votre corps et ajustez votre consommation d'oléagineux en fonction de vos besoins individuels.

Voici quelques avantages clés :

Riches en nutriments

Les oléagineux sont une source importante de nutriments essentiels tels que les acides gras monoinsaturés, les acides gras polyinsaturés, les protéines végétales, les fibres, les vitamines (*notamment la vitamine E*) et les minéraux (*comme le magnésium et le zinc*).

Favorisent la santé cardiaque

Les acides gras monoinsaturés et polyinsaturés présents dans les oléagineux sont bénéfiques pour la santé cardiaque. Ils aident à réduire le taux de cholestérol LDL (*mauvais cholestérol*) et à augmenter le taux de cholestérol HDL (*bon cholestérol*), réduisant ainsi le risque de maladies cardiovasculaires.

Soutiennent la gestion du poids

Les oléagineux sont riches en graisses saines et en fibres, ce qui contribue à la satiété. Ils peuvent aider à contrôler l'appétit et à prévenir les fringales, ce qui peut faciliter la gestion du poids.

Protègent contre les maladies chroniques

Des études suggèrent que la consommation régulière d'oléagineux peut réduire le risque de développer des maladies chroniques telles que le diabète de type 2, certains cancers et les maladies neurodégénératives.

Améliorent la santé digestive

Les oléagineux contiennent des fibres alimentaires qui favorisent une bonne santé digestive en améliorant le transit intestinal et en favorisant la croissance de bonnes bactéries dans le côlon.

Favorisent la santé osseuse

Certains oléagineux, comme les amandes, les noisettes et les graines de sésame, sont riches en calcium, un minéral essentiel pour la santé des os et des dents.

Apportent des antioxydants

Les oléagineux sont une source d'antioxydants tels que la vitamine E, qui protègent les cellules du corps contre les dommages causés par les radicaux libres et contribuent ainsi à prévenir le vieillissement prématuré et les maladies liées à l'oxydation.

**Il convient de noter que bien que les oléagineux soient bénéfiques pour la santé, ils sont également caloriques, il est donc important de les consommer avec modération dans le cadre d'une alimentation équilibrée.

Voici un comparatif des bénéfices de quelques oléagineux :

Les amandes sont riches en nutriments tels que les graisses saines, les fibres, les protéines, les vitamines (*dont la E*), et les minéraux. Elles favorisent la santé cardiaque en réduisant le taux de cholestérol LDL, et en améliorant le profil lipidique. De plus, elles peuvent aider à la gestion du poids en procurant une sensation de satiété. Enfin les amandes sont également bénéfiques pour la santé cérébrale et de la peau.

Les noix de cajou sont riches en acides gras insaturés bénéfiques pour la santé cardiovasculaire. Elles sont également une excellente source de protéines végétales et de minéraux essentiels tels que le magnésium et le cuivre. De plus, elles contiennent des antioxydants qui peuvent aider à réduire l'inflammation dans le corps.

Les noisettes sont riches en acides gras insaturés,

favorisant une bonne santé cardiovasculaire. Elles sont également une bonne source de vitamine E, un antioxydant puissant pour protéger les cellules contre les dommages. De plus, les noisettes fournissent des fibres, des protéines et des minéraux essentiels, contribuant ainsi à une alimentation équilibrée.

Les pistaches sont riches en nutriments tels que les graisses insaturées, les protéines végétales, les fibres alimentaires, les vitamines et les minéraux. Ces nutriments peuvent contribuer à la santé cardiaque, à la gestion du poids, à la santé digestive et à la gestion du diabète. De plus, les pistaches sont une source d'antioxydants et de phytostérols, qui peuvent aider à réduire l'inflammation et à protéger contre les maladies chroniques.

Les noix du Brésil sont riches en sélénium, un puissant antioxydant qui favorise la santé cellulaire. Elles sont également une excellente source de graisses saines, telles que les acide-gras oméga-3, bénéfiques pour la santé cardiovasculaire. De plus, leur teneur élevée en vitamines et minéraux essentiels, contribue au renforcement du système immunitaire et à la santé globale.

Les graines de lin sont riches en acides gras oméga-3, qui peuvent contribuer à la santé cardiovasculaire et au bon fonctionnement du cerveau. Elles sont également une excellente source de fibres alimentaires, favorisant la digestion et le transit intestinal. De plus, les graines de lin contiennent des lignanes, des composés végétaux bénéfiques qui ont des propriétés antioxydantes pouvant aider à réduire le risque de certains cancers.

Les graines de chia sont riches en fibres ce qui favorise la digestion et la régularité intestinale. Elles sont également une excellente source d'acides gras oméga-3, de protéines végétales complètes (*contenant les 9 acides aminés essentiels*), de minéraux tels que le calcium et le magnésium, ainsi que de vitamines, ce qui en fait un ajout nutritif à l'alimentation.

Les graines de tournesol sont riches en nutriments essentiels tels que les acides gras insaturés, les protéines et les fibres, ce qui en fait une bonne source d'énergie et de nutrition. Elles contiennent également, des vitamines et des minéraux tels que la vitamine E, le magnésium, le sélénium, qui contribuent à la santé générale et au fonctionnement optimal du corps. De plus, leur teneur en antioxydants peut aider à réduire l'inflammation et à protéger contre les maladies chroniques.

Les graines de sésame sont riches en nutriments essentiels tels que les protéines, les fibres, le calcium et le fer. Elles sont une source d'antioxydants, ce qui peut aider les cellules contre les dommages. De plus, les graines de sésame sont bénéfiques pour la santé cardiaque en raison de leur teneur en acides gras insaturés.

**Il convient de noter que chaque oléagineux présente des bienfaits spécifiques, mais ils ont également des valeurs nutritionnelles différentes. Il est recommandé de les consommer avec modération dans le cadre d'une alimentation équilibrée, car ils sont riches en calories. Pour plus d'informations, rendez-vous sur mon site : *carole-naturopathe.com*.

POISSONS GRAS

Les poissons gras sont une excellente source de nutriments essentiels et présentent de nombreux avantages pour la santé en raison de leur teneur élevée en acides gras oméga-3, en particulier les acides eicosapentaénoïque (EPA) et docosahexaénoïque (DHA). Le saumon, le maquereau, les sardines (*même les sardines à l'huile d'olive*), les anchois, le hareng et les truites sont riches en acides gras oméga-3, qui sont bénéfiques pour le cœur et le cerveau.

Il est recommandé de consommer au moins deux portions de poissons gras par semaine pour bénéficier de leurs avantages pour la santé.

Voici quelques-uns des avantages associés à sa consommation :

Santé cardiovasculaire
Les acides gras oméga-3 présents dans les poissons

gras peuvent aider à réduire le risque de maladies cardiovasculaires. Ils contribuent à abaisser les taux de triglycérides sanguins, à réduire l'inflammation, à prévenir la formation de caillots sanguins et à maintenir un rythme cardiaque régulier.

Fonction cérébrale et développement

Les acides gras oméga-3, en particulier le DHA, jouent un rôle important dans le développement et le fonctionnement du cerveau. Ils sont essentiels pour la croissance et la fonction cérébrale optimale chez les nourrissons et les jeunes enfants. De plus, la consommation régulière de poissons gras peut aider à améliorer la concentration, la mémoire et la fonction cognitive chez les adultes.

Santé oculaire

Les acides gras oméga-3 sont également bénéfiques pour la santé des yeux. Le DHA est un composant essentiel de la rétine, et une consommation adéquate d'acides gras oméga-3 peut réduire le risque de dégénérescence maculaire liée à l'âge et de sécheresse oculaire.

Réduction de l'inflammation

Les acides gras oméga-3 ont des propriétés anti-inflammatoires, ce qui peut être bénéfique pour les personnes souffrant de maladies inflammatoires telles que l'arthrite rhumatoïde, la maladie de Crohn et la colite ulcéreuse.

Santé mentale

Des études ont montré que la consommation de poissons gras et d'acides gras oméga-3 peut jouer un rôle dans la prévention et le traitement de certains troubles mentaux, tels que la dépression, l'anxiété et le trouble bipolaire.

La préparation du poisson peut également influencer ses bénéfices pour la santé. Privilégiez les méthodes de cuisson saines comme la cuisson à la vapeur, la cuisson au four ou la grillade plutôt que la friture, qui peut ajouter des calories supplémentaires et réduire la valeur nutritionnelle du poisson.

Il convient de noter que pour bénéficier pleinement des avantages des poissons gras, il est recommandé de les consommer dans le cadre d'une alimentation équilibrée et variée, en tenant compte des recommandations nutritionnelles spécifiques à chaque individu. De plus, il est important de choisir des poissons provenant de sources durables afin de préserver l'environnement marin.

LE QUINOA

Le quinoa est considéré comme une pseudo-céréale car il n'appartient pas à la famille des graminées, mais il est souvent utilisé et consommé de la même manière que les céréales. Le quinoa est une plante originaire d'Amérique du Sud, cultivée depuis des milliers d'années.

Le quinoa est particulièrement apprécié pour ses nombreux avantages nutritionnels. Voici quelques-uns de ses bénéfices :

Riche en protéines
Le quinoa est une excellente source de protéines végétales de haute qualité. Il contient tous les acides aminés essentiels nécessaires à la construction et à la réparation des tissus dans notre corps.

Source de fibres
Le quinoa est également une bonne source de fibres alimentaires. Les fibres aident à maintenir la santé digestive, favorisent la satiété et aident à réguler le taux de sucre dans le sang.

Antioxydants
Le quinoa contient des composés antioxydants, tels que les flavonoïdes et la quercétine, qui aident à protéger notre corps contre les dommages causés par les radicaux libres. Les antioxydants sont bénéfiques pour la santé cardiovasculaire et peuvent contribuer à la prévention de certaines maladies chroniques.

Richesse en nutriments
Le quinoa est une bonne source de divers nutriments essentiels tels que le fer, le magnésium, le phosphore, le cuivre et le zinc. Ces minéraux jouent un rôle crucial dans de nombreuses fonctions corporelles, notamment la formation des cellules

sanguines, la santé des os et le bon fonctionnement du système immunitaire.

Sans gluten

Le quinoa est naturellement sans gluten, ce qui en fait un choix adapté aux personnes atteintes de la maladie cœliaque ou sensibles au gluten.

Faible indice glycémique

Le quinoa a un indice glycémique relativement bas, ce qui signifie qu'il n'entraîne pas une augmentation rapide et importante de la glycémie. Cela en fait une option intéressante pour les personnes atteintes de diabète ou qui cherchent à contrôler leur taux de sucre dans le sang.

En raison de ses nombreux bienfaits pour la santé, le quinoa est devenu très populaire et largement utilisé dans les régimes alimentaires variés, y compris les régimes végétariens et végétaliens.

Il est recommandé de rincer le quinoa avant de le consommer. Le quinoa est une petite graine qui contient une substance naturelle appelée saponine, qui peut avoir un goût amer ou savonneux. Le rinçage permet de se débarrasser de cette substance et d'améliorer le goût du quinoa cuit.

LE THÉ VERT

Le thé vert est souvent considéré comme bénéfique

pour la santé en raison de ses nombreuses propriétés.

Voici quelques-uns de ses bienfaits potentiels :

Antioxydants

Le thé vert est riche en antioxydants tels que les catéchines et les flavonoïdes, qui aident à neutraliser les radicaux libres dans le corps. Ces antioxydants peuvent contribuer à réduire les dommages cellulaires et protéger contre certaines maladies.

Santé cardiaque

Plusieurs études suggèrent que la consommation régulière de thé vert peut aider à réduire le risque de maladies cardiovasculaires. Il peut aider à abaisser la pression artérielle, à réduire le taux de cholestérol LDL (*mauvais cholestérol*) et à améliorer la santé des vaisseaux sanguins.

Santé digestive

Le thé vert peut favoriser la santé digestive en aidant à soulager les troubles digestifs tels que les ballonnements, les crampes et la constipation. Il peut également favoriser la croissance des bactéries bénéfiques dans l'intestin.

Perte de poids

Le thé vert est parfois associé à la perte de poids. Certaines recherches indiquent que les catéchines qu'il contient peuvent stimuler le métabolisme et aider à brûler les graisses. Cependant, il est important de noter que les effets de perte de poids du thé vert sont généralement modestes, et une alimentation équilibrée associée à une activité physique régulière restent essentielles pour perdre du poids de manière saine.

Santé cérébrale

Des études suggèrent que les composés présents dans le thé vert pourraient améliorer la fonction cérébrale et réduire le risque de maladies neurodégénératives telles que la maladie d'Alzheimer et la maladie de Parkinson. Les antioxydants et les composés stimulants présents dans le thé vert peuvent aider à protéger les cellules du cerveau et à favoriser la santé cognitive.

Santé bucco-dentaire

Certaines recherches indiquent que le thé vert peut aider à réduire la plaque dentaire et à combattre les bactéries responsables des caries et des infections buccales. Les composés antibactériens présents dans le thé vert peuvent également aider à réduire la mauvaise haleine.

**Il est essentiel de souligner que les avantages du thé vert peuvent varier d'une personne à l'autre et sont également influencés par la quantité et la qualité du thé consommé. Il est conseillé de consommer le thé vert avec modération, car une consommation excessive peut entraîner des effets indésirables tels que des problèmes de sommeil, des maux d'estomac ou des interactions médicamenteuses.

CHAPITRE 6

OPTIMISEZ VOTRE ALIMENTATION EN FAISANT LES BONS CHOIX

Il est essentiel de prendre des décisions éclairées concernant notre consommation de sel, de sucre, de lait et d'huile, tout en évitant les aliments transformés qui subissent des dénaturations. Optez pour des alternatives plus saines et bénéfiques pour notre santé globale.

Une grande partie de notre alimentation subit des dénaturations. La dénaturation alimentaire est un processus qui altère les propriétés naturelles des aliments, souvent sous l'influence de facteurs tels que la chaleur, la lumière, l'humidité ou les actions chimiques. Ce processus peut entraîner des modifications de la texture, de la couleur, du goût, de la valeur nutritionnelle et de la sécurité alimentaire des produits.

Les différentes dénaturations les plus courantes sont : la cuisson excessive, le raffinage des céréales, la pasteurisation, le salage, la transformation alimentaire excessive, l'irradiation des aliments et l'utilisation d'additifs etc.

Voici quelques recommandations pour faire de bons choix :

CUISSON EXCESSIVE

Une surcuisson des aliments, c'est-à-dire une exposition prolongée à des températures élevées, entraîne une détérioration des nutriments sensibles à la chaleur, tels que les vitamines et les enzymes. De plus, les protéines peuvent subir une dénaturation, ce qui entraîne des changements dans leur structure, leur composition nutritionnelle et de leur digestibilité.

Il est important de noter que cette pratique excessive peut réellement être préjudiciable pour la santé. Voici quelques informations à prendre en compte à ce sujet :

Perte de nutriments

Lorsque les aliments sont trop cuits, ils peuvent perdre une partie de leurs nutriments essentiels tels que les vitamines hydrosolubles (*vitamine C, vitamines du groupe B*) et les composés phyto-chimiques. Une exposition prolongée à la chaleur peut également détruire les graisses saines et les acides gras oméga-3.

Formation de composés toxiques

Certaines méthodes de cuisson excessive, comme la friture à haute température ou la carbonisation des aliments, peuvent entraîner la formation de composés chimiques potentiellement toxiques. Par exemple, la cuisson excessive des viandes peut générer des substances cancérigènes appelées amines hétérocycliques (AH) et des hydrocarbures aromatiques polycycliques (HAP), liés à un risque accru de cancer.

Augmentation de l'oxydation

Une cuisson excessive peut favoriser l'oxydation des graisses présentes dans les aliments. Cela peut entraîner la formation de radicaux libres, qui sont des molécules instables susceptibles d'endommager les cellules et de favoriser le vieillissement prématuré et le développement de maladies chroniques.

Risques pour le système digestif

La consommation régulière d'aliments trop cuits peut irriter le système digestif, notamment en raison de la formation d'acrylamide. L'acrylamide est un composé chimique potentiellement toxique qui se forme lors de la cuisson à haute température des aliments riches en glucides, tels que les frites, les chips et le pain grillé. Il peut être nocif pour le système nerveux et augmenter le risque de certains cancers.

Il convient de noter que la gravité des effets néfastes dépend de la durée, de la température et du type d'aliments soumis à une cuisson excessive. Il est recommandé d'adopter des méthodes de cuisson plus saines, telles que la cuisson à la vapeur, la cuisson à des températures modérées ou la cuisson à feu doux.

Il est également important de diversifier son alimentation en consommant des aliments crus ou légèrement cuits, tels que les fruits, les légumes et les salades, qui conservent une grande partie de leurs nutriments.

Voici des détails sur les différentes méthodes de cuisson :

LA CUISSON VAPEUR

La cuisson vapeur est une technique de cuisson qui utilise la vapeur d'eau pour cuire les aliments. Elle est souvent considérée comme une méthode de cuisson saine, car elle préserve les nutriments des aliments tout en minimisant l'utilisation de matières grasses.

Pour cuire à la vapeur, vous avez besoin d'un récipient spécialisé appelé cuit-vapeur ou d'un panier vapeur que vous placez au-dessus d'une source de chaleur, généralement une casserole d'eau bouillante. Les aliments sont cuits par la vapeur chaude qui circule autour d'eux.

La cuisson vapeur convient particulièrement bien aux légumes, aux poissons et aux fruits de mer, mais elle peut également être utilisée pour d'autres aliments.

Quelques points importants à savoir :

Conservation des vitamines et des minéraux
La cuisson vapeur utilise de la vapeur d'eau pour cuire les aliments, ce qui permet de préserver les vitamines hydrosolubles, telles que la vitamine C et les vitamines du groupe B, qui sont souvent sensibles à la chaleur et à l'eau. Contrairement à d'autres

méthodes de cuisson, comme la cuisson à l'eau bouillante, où les vitamines se dissolvent dans l'eau, la cuisson à la vapeur permet aux aliments de conserver une plus grande partie de leurs nutriments.

Préservation des antioxydants

Les antioxydants présents dans les fruits et légumes sont essentiels pour la santé et aident à protéger notre corps contre les dommages causés par les radicaux libres. La cuisson vapeur permet de préserver ces précieux antioxydants, car elle minimise l'exposition des aliments à l'oxygène et à la chaleur intense, qui peuvent détruire ces composés bénéfiques.

Texture et saveur

La cuisson vapeur préserve la texture croquante des légumes et la tendreté des viandes, tout en rehaussant leurs saveurs naturelles. Par rapport à d'autres méthodes de cuisson, comme la friture ou la cuisson au four, la cuisson à la vapeur offre une cuisson douce et uniforme, préservant ainsi la texture et le goût des aliments.

Réduction des matières grasses

Lorsque vous faites cuire des aliments à la vapeur, vous n'avez pas besoin d'ajouter de matières grasses supplémentaires, ce qui permet de réduire l'apport en calories et en graisses. La cuisson à la vapeur est donc une méthode idéale pour les personnes soucieuses de leur poids ou qui cherchent à réduire leur consommation de matières grasses.

> **EN RÉSUMÉ**
>
> La cuisson vapeur est une méthode douce et saine qui préserve la qualité nutritionnelle des aliments. Elle permet de conserver les vitamines, les minéraux, les antioxydants et les saveurs des aliments tout en réduisant l'ajout de matières grasses. C'est une option recommandée pour ceux qui souhaitent adopter une alimentation saine et équilibrée.

LA CUISSON AU WOK

La cuisson au wok est une méthode de cuisson qui implique de faire sauter rapidement des aliments dans un wok, une poêle à fond rond avec des bords hauts. Cette technique de cuisson présente certains avantages pour la conservation des qualités nutritionnelles des aliments.

Quelques points importants à savoir :

Temps de cuisson rapide

La cuisson au wok se fait à feu vif, ce qui permet de cuire les aliments rapidement. Une exposition prolongée à la chaleur peut entraîner une perte de nutriments sensibles à la chaleur, tels que les vitamines B et C. En cuisant rapidement les aliments, vous pouvez minimiser cette perte.

Utilisation de quantités réduites d'huile

La cuisson au wok nécessite généralement une petite quantité d'huile, ce qui permet de conserver davantage de nutriments par rapport à des méthodes de cuisson qui nécessitent une plus grande quantité d'huile ou de matières grasses. Les nutriments liposolubles, comme les vitamines A, D, E et K, sont mieux absorbés en présence d'un peu de matières grasses.

Préparation de légumes croquants

La cuisson au wok est idéale pour cuisiner des légumes rapidement tout en les gardant croquants. Les légumes croquants conservent davantage de nutriments que ceux qui sont surcuits et ramollis.

Préservation de la texture et de la couleur des aliments

En raison de la cuisson rapide au wok, les aliments conservent leur texture croquante et leur couleur vive. Une cuisson prolongée peut entraîner une dégradation des fibres alimentaires et une perte de couleur, ce qui peut réduire la valeur nutritionnelle perçue des aliments.

Cependant la cuisson au wok peut comporter certains désavantages. Par exemple, l'utilisation excessive de liquide de cuisson ou une cuisson prolongée peut entraîner une perte de certaines vitamines et minéraux solubles dans l'eau. De plus, l'ajout de sauces riches en sodium ou d'assaisonnements contenant des matières grasses saturées peut avoir un impact sur la valeur nutritionnelle globale du plat.

EN RÉSUMÉ

La cuisson au wok peut être une excellente alternative pour une alimentation saine à condition de suivre les recommandations appropriées.

En adoptant ces pratiques, vous pourrez profiter des avantages de cette cuisson tout en conservant au mieux les qualités nutritionnelles des aliments.

LA CUISSON VAPEUR/WOK

Vous pouvez aussi combiner ces deux modes de cuisson pour préparer des légumes. Cette méthode est souvent utilisée pour obtenir des légumes à la fois tendres et croquants, en préservant leurs nutriments et leurs saveurs.

Voici comment vous pouvez procéder :

- Commencez par cuire les légumes à la vapeur jusqu'à ce qu'ils soient partiellement cuits. Veillez à ne pas les cuire complètement si vous souhaitez qu'ils gardent leur croquant.

- Une fois que les légumes sont partiellement cuits à la vapeur, transférez-les dans un wok préchauffé avec un peu d'huile. Assurez-vous que le wok est suffisamment chaud pour faire sauter les légumes rapidement.

- Faites sauter les légumes dans le wok à feu vif pendant quelques minutes, en les remuant constamment. Vous pouvez ajouter des assaisonnements tels que de l'ail, du gingembre et du tamari (*sauce soja fermentée*) au dernier moment juste avant de servir ou des épices selon vos préférences.

- Continuez à faire sauter les légumes jusqu'à ce qu'ils soient légèrement dorés, tout en conservant leur texture croquante.

Cette combinaison de la cuisson vapeur et de la cuisson au wok permet de préserver la fraîcheur et la couleur des légumes tout en leur donnant une saveur délicieuse. C'est une méthode polyvalente qui peut être adaptée à différents types de légumes et de recettes.

N'hésitez pas à expérimenter avec différents légumes et assaisonnements pour créer des plats savoureux et sains !

LA CUISSON AU FOUR

La cuisson au four n'est pas idéale pour conserver

tous les nutriments en raison de plusieurs facteurs :

Exposition à la chaleur

Lors de la cuisson au four, les aliments sont exposés à des températures élevées pendant une période prolongée. Cette exposition prolongée à la chaleur peut entraîner une dégradation des vitamines sensibles à la chaleur, telles que la vitamine C et certaines vitamines du groupe B.

Perte d'eau

La cuisson au four peut provoquer une perte d'eau des aliments, ce qui peut entraîner une diminution de certains nutriments hydrosolubles. Les vitamines solubles dans l'eau, comme les vitamines du groupe B et la vitamine C, sont plus susceptibles d'être perdues dans l'eau de cuisson ou évaporées lors de la cuisson au four.

Formation de composés indésirables

Lorsque les aliments sont exposés à des températures élevées, certaines réactions chimiques se produisent, ce qui peut entraîner la formation de composés indésirables. Par exemple, la cuisson au four peut entraîner la formation d'acrylamide dans certains aliments riches en amidon, comme les pommes de terre et les céréales, qui est considéré comme potentiellement cancérigène.

Temps de cuisson prolongé

La cuisson au four peut nécessiter un temps de cuisson plus long par rapport à d'autres méthodes de cuisson plus rapides, comme la cuisson à la vapeur ou la cuisson à la poêle. Plus le temps de cuisson est long, plus les aliments sont exposés à la chaleur, ce qui peut entraîner une plus grande perte de nutriments sensibles à la chaleur.

Il est important de noter que tous les nutriments ne sont pas nécessairement perdus lors de la cuisson au four. Certains nutriments, tels que les minéraux, peuvent rester relativement stables pendant la cuisson.

De plus, la cuisson au four peut rendre certains nutriments plus accessibles ou digestibles, ce qui peut être bénéfique. Cependant, pour préserver au maximum les nutriments des aliments, des méthodes de cuisson plus douces, telles que la cuisson à la vapeur ou la cuisson à basse température, peuvent être préférables.

LA CUISSON À FEU DOUX

Cette cuisson, également appelée cuisson à basse température, consiste à cuire les aliments à une température relativement basse pendant une période prolongée. Cette méthode de cuisson est souvent utilisée pour les plats qui nécessitent une cuisson lente, comme les ragoûts, les mijotés ou les sauces épaisses.

Pour cuire à feu doux, vous pouvez utiliser une cuisinière à gaz ou électrique, un autocuiseur, une mijoteuse ou un four à basse température.

Voici quelques points importants à prendre en compte :

Conservation des nutriments

La cuisson à feu doux permet de préserver davantage les nutriments sensibles à la chaleur, tels que les vitamines et les antioxydants. Les hautes températures de cuisson peuvent entraîner une dégradation de ces nutriments, ce qui peut réduire leur valeur nutritionnelle.

Moins d'agents cancérigènes

La cuisson à feu doux réduit le risque de formation de certains agents cancérigènes, comme les hydrocarbures aromatiques polycycliques (HAP) et les amines hétérocycliques (AH). Ces substances se forment souvent lorsque les aliments sont exposés à des températures élevées, comme lors de la cuisson à feu vif, la friture ou le barbecue.

Moins de formation de composés toxiques

Certaines méthodes de cuisson à haute température, comme la friture et la cuisson au gril, peuvent entraîner la formation de composés toxiques tels que les acrylamides et les hydrocarbures aromatiques. La cuisson à feu doux limite la formation de ces substances indésirables.

Meilleure digestion

La cuisson à feu doux peut rendre les aliments plus faciles à digérer. Les températures élevées peuvent parfois rendre les aliments plus durs et moins digestes, tandis que la cuisson à feu doux permet une cuisson plus lente et plus douce, ce qui peut améliorer la digestibilité des aliments.

Il est donc essentiel de suivre les bonnes pratiques de sécurité alimentaire lors de la cuisson à feu doux.

Il serait intéressant d'explorer d'autres méthodes de cuisson qui vous conviennent et qui sont favorables à une alimentation équilibrée. Voir mon site : *carole-naturopathe.com*.

** Il convient de souligner que la cuisson à la vapeur demeure l'une des méthodes de cuisson les plus bénéfiques pour préserver une alimentation saine, et elle ne demande pas beaucoup d'efforts supplémentaires par rapport aux autres techniques de cuisson.

LA FRITEUSE À AIR CHAUD

Cette friteuse, également connue sous le nom de friteuse à air ou friteuse sans huile, est un appareil de cuisine pratique. Elle utilise un mécanisme de circulation d'air chaud à haute température réglable pour une cuisson croustillante, similaire à une friteuse traditionnelle, mais avec moins de matières grasses ou sans pour faire des frites, griller du poisson, des légumes ou de la viande, ce qui peut être bénéfique pour la santé.

Quelques avantages de cette cuisson :

Réduction de la quantité de matières grasses

La friteuse à air chaud permet de cuire les aliments avec très peu ou même sans ajout de matières grasses. Contrairement à la friture traditionnelle qui nécessite une immersion complète dans l'huile, la cuisson à air chaud utilise la circulation d'air chaud pour cuire les aliments de manière croustillante.

Alimentation plus saine

En réduisant la quantité de matières grasses, la cuisson à air chaud peut contribuer à une alimentation plus saine. Elle permet de préparer des aliments croustillants et savoureux, tout en réduisant la teneur en calories et en gras.

Moins d'odeurs et de fumée

Contrairement à la friture traditionnelle, la cuisson à air chaud génère moins d'odeurs et de fumée, ce qui peut être avantageux pour ceux qui souhaitent éviter les odeurs persistantes dans la cuisine.

Temps de cuisson réduit

La friteuse à air chaud chauffe rapidement et permet une cuisson plus rapide que les méthodes de cuisson traditionnelles. Cela peut être pratique lorsque vous avez besoin de préparer rapidement des repas.

Polyvalence

La cuisson à air chaud peut être utilisée pour préparer une variété d'aliments, tels que des frites, des légumes, des viandes, du poisson et même des pâtisseries. La friteuse à air chaud peut donc être un outil polyvalent dans la cuisine.

Facilité d'utilisation et de nettoyage

La plupart des friteuses à air chaud sont faciles à utiliser, avec des réglages de température et de temps simples. De plus, elles sont généralement dotées de paniers ou de plateaux amovibles faciles à nettoyer, ce qui simplifie le processus de nettoyage.

**Cependant, il est important de noter que la cuisson à la friteuse à air chaud peut donner des résultats légèrement différents par rapport à la friture traditionnelle. Les aliments peuvent ne pas être aussi croustillants ou avoir exactement la même texture qu'avec une friture traditionnelle.

LES ALIMENTS RAFFINÉS

Il est généralement recommandé d'éviter la consommation d'aliments raffinés qui ont subi un processus de transformation qui les éloigne de leur état naturel, entraînant souvent une perte de nutriments et une augmentation de la teneur en sodium, en sucre, ou en matières grasses.

Voici quelques recommandations pour faire des choix éclairés sur : La farine, le lait, le sel, le sucre, les graisses, les huiles saines et le riz.

LA FARINE

La farine blanche raffinée peut avoir plusieurs effets néfastes sur la santé. Voici quelques-uns de ces effets :

Perte de nutriments

La farine blanche subit un processus de raffinage qui élimine la plupart des nutriments présents dans les grains entiers. Elle perd ainsi des fibres, des vitamines, des minéraux et des antioxydants bénéfiques pour la santé.

Augmentation du risque de maladies chroniques

La farine blanche a un indice glycémique élevé, ce qui signifie qu'elle est rapidement transformée en sucre dans le corps. Cela peut entraîner des pics de glycémie et d'insuline, favorisant ainsi le développement de maladies chroniques telles que le diabète de type 2 et les maladies cardiovasculaires.

Prise de poids

En raison de sa teneur élevée en glucides raffinés, la farine blanche peut contribuer à la prise de poids et à l'accumulation de graisse abdominale. Elle est également pauvre en fibres, ce qui peut entraîner une sensation de faim plus rapide après avoir consommé des produits à base de farine blanche.

Problèmes digestifs

La farine blanche est souvent difficile à digérer pour certaines personnes, en particulier celles atteintes du syndrome du côlon irritable ou d'autres problèmes digestifs. Sa faible teneur en fibres peut également contribuer à la constipation.

Inflammation

Certains experts estiment que la farine blanche peut favoriser l'inflammation dans le corps. L'inflammation chronique est associée à de nombreuses maladies, notamment les maladies cardiaques, le cancer et les troubles auto-immuns.

**Il est important de noter que la consommation occasionnelle de produits à base de farine blanche ne pose généralement pas de problème pour la santé. Cependant, il est préférable de privilégier les grains entiers riches en nutriments et en fibres pour bénéficier d'une alimentation plus saine.

RECOMMANDATIONS

Optez pour des farines non raffinées

Les farines complètes ou les farines à grains entiers conservent davantage de nutriments et de fibres que les farines raffinées.

Évitez les farines blanches raffinées

Les farines blanches raffinées ont subi un processus de transformation qui élimine la plupart des nutriments et des fibres. Elles peuvent provoquer des pics de glycémie et sont moins nutritives que les farines non raffinées.

Autres farines à éviter

Il est recommandé d'éviter les farines qui portent la

mention "Acheta Domesticus". Ces farines contiennent de la poudre d'insectes, notamment la poudre de grillon E120 et E904. Bien que ces insectes soient riches en protéines, ils produisent de la chitine, une substance qui peut provoquer des réactions allergiques similaires à celles causées par les crustacés et les acariens. Ces réactions allergiques peuvent entraîner des inflammations. Par conséquent, il est préférable de choisir des farines qui ne contiennent pas cette mention pour éviter tout risque lié à ces allergènes.

Choisissez des farines biologiques

Les farines biologiques sont produites sans l'utilisation de pesticides et d'engrais chimiques, ce qui les rend plus naturelles et bénéfiques pour la santé.

Limitez la consommation excessive de farine

Les aliments à base de farine, tels que le pain, les pâtes et les pâtisseries, peuvent être consommés avec modération. Privilégiez une alimentation équilibrée et diversifiée.

Expérimentez avec des alternatives sans gluten

Si vous êtes sensible au gluten ou que vous cherchez à réduire sa consommation, essayez des farines sans gluten telles que la farine de riz, la farine de sarrasin, la farine de pois chiches ou la farine d'amande.

Expérimentez avec différentes variétés de farine

Il existe plusieurs types de farines naturelles non raffinées que vous pouvez utiliser dans la cuisine comme :

<u>La farine de blé complet</u> : Elle est fabriquée à partir de grains de blé entiers et contient tous les éléments nutritifs du grain, y compris le son, le germe et l'endosperme. Elle est plus nutritive que la farine de blé blanche raffinée.

<u>La farine d'épeautre</u> : L'épeautre est une variété ancienne de blé. La farine d'épeautre complète est une bonne alternative à la farine de blé complet, car elle possède une saveur plus riche et une texture légèrement plus dense.

<u>La farine de seigle</u> : Le seigle est un autre type de céréale populaire pour la fabrication de farine non raffinée. La farine de seigle complète est souvent utilisée pour la préparation de pains et de pâtisseries spécifiques.

<u>La farine de quinoa</u> : Elle est issue du broyage des graines de quinoa, une pseudo-céréale sans gluten. Elle est caractérisée par sa richesse en protéines, en fibres et en nutriments essentiels tels que le fer et le magnésium. En ajoutant une saveur légèrement noisette, cette farine peut être utilisée dans différentes recettes, allant des pains aux pâtisseries, en passant par les crêpes et les galettes.

Pour les personnes intolérantes ou sensibles au gluten, la farine de quinoa constitue une alternative intéressante. Toutefois, il est important de s'assurer que la farine de quinoa que vous achetez est certifiée sans gluten si vous suivez un régime strict, car il existe un risque de contamination lors de la transformation ou du conditionnement.

<u>La farine d'amande</u> : Elle est fabriquée à partir d'amandes finement moulues. Elle est naturellement sans gluten et riche en matières grasses saines, en fibres, en protéines et en vitamines. La farine d'amande a une texture légère et une saveur délicate d'amande, ce qui en fait un excellent substitut de farine pour les personnes suivant un régime sans gluten ou à faible teneur en glucides. Elle est souvent utilisée dans la pâtisserie, les desserts, les biscuits et les pains.

<u>La farine de chanvre</u> : Elle est obtenue à partir des graines de chanvre moulues. Elle est également sans gluten et possède une excellente composition nutritionnelle. La farine de chanvre est riche en protéines complètes, en acides gras essentiels (*comme les oméga-3 et les oméga-6*), en fibres et en minéraux tels que le magnésium et le fer. Elle a une saveur légèrement noisette. Elle est souvent utilisée pour ajouter de la nutrition et de la saveur aux recettes de pains, de pâtisseries, de crêpes, de galettes et de smoothies. Cependant cette farine n'est pas panifiable, c'est-à-dire qu'elle doit être

associée à d'autres farines pour pouvoir obtenir les résultats escomptés.

EN RÉSUMÉ

Les farines biologiques non raffinées offrent des avantages nutritionnels supplémentaires par rapport aux farines raffinées, car elles conservent la plupart des nutriments présents dans les grains entiers. Essayez différentes options pour varier les saveurs et les bienfaits nutritionnels.

Il est donc important de préparer vos propres recettes à base de farine afin de contrôler les ingrédients, d'éviter les additifs et les conservateurs présents dans les produits industriels.

GRAISSES SAINES

Nous allons explorer les graisses saines pour la santé, qui sont essentielles pour une alimentation équilibrée. Contrairement à certaines idées reçues, toutes les graisses ne sont pas néfastes pour la santé. Certaines graisses sont même bénéfiques et nécessaires au bon fonctionnement de notre organisme.

Apprenons à distinguer les graisses saines des

graisses à éviter. Voici leurs principales différences :

1. Les acides gras insaturés sont considérés comme des graisses saines pour la santé. Ils sont souvent liquides à température ambiante et se trouvent principalement dans les huiles végétales et les poissons gras.

Les acides gras insaturés se divisent en deux catégories : Les acides gras monoinsaturés et les acides gras polyinsaturés. Ils sont connus pour leurs nombreux bienfaits pour la santé, tels que la réduction du risque de maladies cardiovasculaires.

Les sources d'acides gras insaturés :

- Les huiles végétales : L'huile d'olive, l'huile de colza, l'huile de lin, l'huile de noix et l'huile d'avocat sont toutes riches en acides gras insaturés. Elles peuvent être utilisées pour la cuisson légère ou comme assaisonnement dans les salades.

- Les poissons gras : Le saumon, le thon, les sardines et le maquereau sont des exemples de poissons riches en acides gras oméga-3, qui sont bénéfiques pour le système cardiovasculaire.

2. Les acides gras saturés se trouvent principalement dans les produits d'origine animale, tels que la viande, le beurre, la crème, le fromage et les produits laitiers riches en matières grasses. Ils sont

également présents dans certaines huiles végétales, comme l'huile de coco et l'huile de palme.

Les graisses saturées sont généralement solides à température ambiante. Une consommation excessive de graisses saturées peut augmenter le taux de cholestérol LDL (*le mauvais cholestérol*) dans le sang, ce qui peut contribuer à l'accumulation de plaques dans les artères et augmenter le risque de maladies cardiovasculaires.

3.Les gras trans sont créés par un processus de transformation chimique appelé hydrogénation, qui vise à rendre les huiles végétales liquides plus solides. Les graisses trans se trouvent principalement dans les aliments transformés, les aliments frits, les pâtisseries et les snacks industriels. Elles sont également présentes en certaines quantités dans les produits laitiers et la viande provenant d'animaux ruminants.

Les graisses trans sont considérées comme les plus néfastes pour la santé. Elles augmentent le taux de cholestérol LDL et réduisent le taux de cholestérol HDL (*bon cholestérol*), ce qui accroît le risque de maladies cardiovasculaires. Il est recommandé de limiter au maximum la consommation de graisses trans.

Il est dont important de privilégier pour notre santé les graisses saines, telles que les acides gras insaturés présents dans les huiles végétales et les poissons gras, tout en limitant la consommation d'acides gras saturés et trans.

RECOMMANDATIONS

Les graisses saines présentes dans les avocats, les noix, les graines et les poissons gras fournissent plusieurs avantages pour la santé.

Voici quelques-uns des bienfaits qu'elles apportent :

Fourniture d'énergie

Les graisses saines sont une source concentrée d'énergie. Elles fournissent plus de calories par gramme que les protéines et les glucides, ce qui peut aider à maintenir un niveau d'énergie constant.

Nutriments essentiels

Les graisses saines contiennent des vitamines liposolubles (*vitamines A, D, E, et K*) qui jouent un rôle important dans la santé des os, la fonction immunitaire, la coagulation sanguine et la protection des cellules contre les dommages.

Absorption des nutriments

Les graisses saines favorisent l'absorption des nutriments liposolubles, tels que les vitamines mentionnées précédemment, ainsi que certains antioxydants présents dans les aliments. Par exemple, la consommation d'un peu de matières grasses avec des légumes verts permet d'assimiler les caroténoïdes présents dans ces légumes.

Satiété

Les graisses saines, telles que les graisses monoinsaturées ainsi que polyinsaturées prennent plus de temps à être digérées par rapport aux autres macronutriments tels que les glucides et les protéines. Cela signifie qu'elles restent plus longtemps dans l'estomac et dans l'intestin, ce qui peut contribuer à une sensation de satiété prolongée après un repas.

Santé cardiaque

Les graisses saines, en particulier les acides gras oméga-3 présents dans les poissons gras tels que le saumon, le maquereau et les sardines, peuvent aider à réduire les niveaux de cholestérol sanguin, à prévenir l'accumulation de plaques dans les artères et à réduire le risque de maladies cardiovasculaires.

**Il convient de noter que, bien que les graisses saines aient de nombreux avantages pour la santé, il est important de les consommer avec modération. Une consommation excessive de graisses, même saines, peut entraîner une prise de poids et des problèmes de santé. Il est recommandé de maintenir un équilibre entre les différents groupes alimentaires dans le cadre d'une alimentation équilibrée.

HUILES SAINES ET POINTS DE FUMÉE

Les huiles jouent un rôle essentiel dans notre alimentation quotidienne, que ce soit pour la cuisson, la préparation de sauces ou l'assaisonnement des plats. Cependant, toutes les huiles ne se valent pas en termes de santé et de stabilité à la chaleur.

Il est important de choisir des huiles saines qui conservent leurs propriétés nutritionnelles lorsqu'elles sont chauffées.

Il existe plusieurs huiles qui sont considérées comme étant saines pour la consommation. Voici quelques exemples d'huiles que vous devriez privilégier dans votre alimentation :

Huile d'olive extra vierge est riche en acides gras monoinsaturés et en antioxydants, ce qui en fait un choix excellent pour la santé. Elle est recommandée pour les sautés à feu moyen et pour les cuissons douces.

Huile de noix de coco est composée principalement d'acides gras saturés à chaîne moyenne, qui sont rapidement métabolisés par l'organisme. Elle est stable à haute température et convient bien à la cuisson à feu vif.

Huile d'avocat est riche en acides gras mono-insaturés et en vitamine E. Elle a un goût délicieux et une texture crémeuse. Cette huile est idéale pour les sautés et la cuisson à moyen feu.

Huile de pépins de raisin est légère et neutre en goût. Elle contient des acides gras polyinsaturés, notamment des oméga-6, et a un point de fumée relativement élevé. Cette huile convient parfaitement à la cuisson à haute température.

POINTS DE FUMÉE

Le point de fumée d'une huile est la température à laquelle elle commence à se dégrader et à produire de la fumée. Au-delà de ce point, les composés nocifs et potentiellement toxiques, peuvent être libérés, altérant ainsi la saveur de l'huile et réduisant sa valeur nutritionnelle.

Toutes les huiles ne peuvent pas être chauffées de la même manière en raison de leurs points de fumée différents. Certaines huiles ne supportent pas les températures élevées, en raison de leur point de fumée relativement bas. Lorsqu'une huile est chauffée au-delà de son point de fumée, elle se décompose en acides gras libres et en glycérol, ce qui entraîne la production de fumée et de substances indésirables telles que des aldéhydes et d'autres composés nocifs pour la santé.

Les différentes huiles ont des points de fumée variables en raison de leurs compositions chimiques et de leurs processus de raffinage. Par exemple, les huiles végétales raffinées, comme l'huile de tournesol ou de canola, ont généralement un point de fumée plus élevé que les huiles végétales extra vierges, comme l'huile d'olive. De plus, les huiles riches en acide gras insaturés, telles que l'huile d'olive extra vierge, sont plus sensibles à la chaleur que les huiles riches en acides gras saturés.

Il est important de choisir une huile adaptée à la cuisson à haute température lors de la préparation de plats nécessitant une chaleur intense, tels que la friture ou la cuisson au four. Les huiles ayant un point de fumée élevé, comme l'huile d'arachide, l'huile de pépins de raisin ou l'huile de tournesol, sont généralement recommandées pour ces méthodes de cuisson.

Voici quelques exemples de points de fumée pour certaines huiles courantes :

- Huile d'olive extra vierge :
	Point de fumée d'environ 190-210° Celsius.
- Huile de noix de coco :
	Point de fumée d'environ 177-204° Celsius.
- Huile d'avocat :
	Point de fumée d'environ 250° Celsius.
- Huile de pépins de raisin :
	Point de fumée d'environ 216-252° Celsius.

Il est essentiel de choisir des huiles saines et

adaptées à la cuisson pour préserver la qualité nutritionnelle de nos plats. Optez pour des huiles comme l'huile d'olive extra vierge, l'huile de noix de coco, l'huile d'avocat et l'huile de pépins de raisin, en fonction de vos préférences et des méthodes de cuisson utilisées.

Veillez à connaître le point de fumée de chaque huile et assurez-vous de ne pas le dépasser afin de garantir des préparations saines et savoureuses.

Certaines huiles ont un point de fumée bas

- L'huile de noix a un point de fumée relativement bas, généralement compris entre 160 et 190°C, en raison de sa teneur élevée en acides gras polyinsaturés, en particulier les oméga-3, ce qui la rend sensible à la chaleur. Il est donc préférable de l'utiliser pour les assaisonnements plutôt que pour la cuisson.

- L'huile de lin a un point de fumée très bas compris entre 107 et 127°C, et n'est pas adaptée à la cuisson. Elle est utilisée à froid comme assaisonnement dans les vinaigrettes ou pour arroser des plats déjà cuits, en raison de sa composition riche en acide gras polyinsaturés notamment en acide alpha-linolénique (*oméga-3*). Cette huile est sensible à la chaleur et elle se dégrade rapidement lorsqu'elle est chauffée.

- L'huile de colza a un point de fumée d'environ 160-190°C, ce qui la rend plus appropriée pour des cuissons à températures douces à moyennes.

- L'huile de sésame a un point de fumée d'environ 160-177°C, ce qui signifie qu'elle n'est pas recommandée pour les cuissons à haute températures, car elle risque de brûler et de dégager des substances nocives. Par conséquent, elle est souvent utilisée pour ajouter de la saveur aux plats après leur cuisson, en les arrosant ou en la mélangeant avec les ingrédients.

- L'huile de noisette a un point de fumée d'environ 160-190°C et, comme l'huile de noix, il est préférable de l'utiliser pour les assaisonnements plutôt que pour la cuisson.

Dans tous les cas, il est préférable de ne pas chauffer les huiles au-delà du point de fumée le plus bas mentionné pour éviter toute détérioration de la qualité de l'huile et la formation de composés nocifs.

**Il est important de noter que les plages de températures fournies sont des estimations générales et peuvent légèrement varier selon les sources. Pour des valeurs précises, il est recommandé de se référer aux informations fournies par le fabricant de l'huile ou à des sources fiables.

LE SEL

Le sel raffiné, en particulier, contient du chlorure de sodium purifié, mais il ne contient généralement pas les minéraux et les oligo-éléments présents dans le sel de mer non raffiné. Il est recommandé d'éviter sa consommation et d'opter pour des alternatives plus saines toujours avec modération.

Maîtrisez votre consommation de sel pour une alimentation équilibrée. La consommation excessive de sel peut avoir plusieurs effets néfastes sur la santé.

Hypertension

Une consommation élevée de sel est l'un des principaux facteurs contribuant à l'hypertension artérielle, ce qui peut augmenter le risque de maladies cardiovasculaires telles que les accidents vasculaires cérébraux et les crises cardiaques.

Rétention d'eau

Une consommation excessive de sel peut entraîner une rétention d'eau dans le corps, ce qui peut causer un gonflement des mains, des pieds et des jambes. Cela peut également aggraver les problèmes de santé liés au système circulatoire.

Maladies rénales

Une consommation excessive de sel peut contribuer au développement de maladies rénales, en particulier chez les personnes prédisposées. Les reins sont responsables de l'élimination de l'excès de sodium dans le corps, la consommation excessive de sel peut entraîner une pression accrue sur ces organes.

Ostéoporose

Une consommation excessive de sel peut augmenter l'excrétion de calcium par les reins, ce qui peut contribuer à la perte de densité osseuse et augmenter le risque d'ostéoporose.

Problèmes digestifs

La consommation excessive de sel peut provoquer des problèmes digestifs tels que les brûlures d'estomac, les ulcères et les ballonnements.

RECOMMANDATIONS

Le sel gris de mer, également connu sous le nom de sel gris celtique ou sel de Guérande, est un type de sel marin non raffiné. Il présente plusieurs bienfaits potentiels pour la santé en raison de sa composition naturelle et de sa richesse en minéraux. Voici quelques-uns des bienfaits attribués au sel gris de mer :

Apport en minéraux

Le sel gris de mer contient une variété de minéraux tels que le calcium, le magnésium, le potassium, le zinc et le fer. Ces minéraux sont essentiels au bon fonctionnement du corps et peuvent contribuer à maintenir l'équilibre électrolytique, soutenir la fonction musculaire et nerveuse, et favoriser la santé osseuse.

Équilibre hydrique

Le sel gris de mer peut aider à maintenir l'équilibre hydrique dans le corps en régulant l'absorption de l'eau. Il peut favoriser une hydratation adéquate en aidant à retenir l'eau dans les cellules, ce qui peut être bénéfique notamment lors d'activités physiques intenses ou lors d'exposition à la chaleur.

Digestion

Une consommation modérée de sel gris de mer peut contribuer à stimuler la production d'acide chlorhydrique dans l'estomac, ce qui favorise une digestion saine. Cependant, il est important de noter que des quantités excessives de sel peuvent avoir l'effet inverse et causer des problèmes digestifs.

Équilibre électrolytique

Le sel gris de mer contient des électrolytes tels que le sodium et le potassium, qui sont essentiels à l'équilibre électrolytique du corps. Ces électrolytes jouent un rôle crucial dans le maintien de l'hydratation, la régulation de la pression artérielle et la transmission des signaux nerveux.

Texture et goût

Le sel gris de mer a une texture légèrement humide et granuleuse, ce qui peut apporter une expérience gustative différente par rapport au sel de table traditionnel. Son goût unique et plus prononcé peut rehausser la saveur des aliments sans avoir besoin d'en utiliser de grandes quantités.

Il est important de noter que bien que le sel gris de mer puisse offrir certains avantages pour la santé en raison de sa teneur en minéraux, il doit être consommé avec modération.

Comme pour tout type de sel, une consommation excessive peut être néfaste pour la santé, en particulier pour les personnes atteintes d'hypertension ou d'autres problèmes de santé liés à sa consommation.

LES SUCRES RAFFINÉS

Le sucre raffiné, également connu sous le nom de sucre blanc, est souvent considéré comme ayant des effets néfastes sur la santé lorsqu'il est consommé en excès. Voici quelques méfaits associés au sucre raffiné :

Prise de poids

Le sucre raffiné est très calorique, mais il ne fournit pas de nutriments essentiels tels que les vitamines et les minéraux. Une consommation excessive de sucre peut entraîner une prise de poids, en particulier lorsqu'il est consommé sous forme de boissons sucrées.

Risque accru de maladies chroniques

Des études ont montré que la consommation excessive de sucre raffiné peut augmenter le risque de maladies chroniques telles que l'obésité, le diabète de type 2, les maladies cardiaques et certains types de cancer.

Impact négatif sur la santé cardiaque

Une consommation excessive de sucre raffiné peut augmenter les niveaux de triglycérides dans le sang, ce qui peut contribuer au développement de maladies cardiaques.

Augmentation du risque de diabète de type 2

La consommation régulière de sucre raffiné peut entraîner une résistance à l'insuline, ce qui peut augmenter le risque de développer un diabète de type 2.

Caries dentaires

Les bactéries présentes dans la bouche se nourrissent de sucre, produisant des acides qui attaquent l'émail des dents et peuvent entraîner la formation de caries dentaires.

Influence sur l'équilibre énergétique

Le sucre raffiné peut provoquer des pics de glycémie suivis de baisses soudaines, ce qui peut entraîner des fluctuations d'énergie, des fringales et une sensation de faim accrue.

RECOMMANDATIONS

Le sucre naturel, présent dans des aliments tels que les fruits, le miel ou le sirop d'érable, est généralement considéré comme une option plus saine que le sucre raffiné. Cependant, il est essentiel de comprendre que même le sucre naturel peut avoir un impact sur notre glycémie.

Il est donc important de comprendre que l'on peut en consommer toujours avec modération, pour maintenir un niveau de glycémie équilibré, favorisant ainsi une meilleure santé à long terme.

Lorsque nous consommons des aliments contenant du sucre, qu'il soit naturel ou ajouté, notre corps le décompose en glucose, qui est ensuite absorbé dans notre circulation sanguine. Cela entraîne une augmentation du taux de sucre dans le sang, ce que l'on appelle la glycémie.

Si nous consommons une grande quantité de sucre, même sous forme naturelle, notre corps peut libérer une grande quantité d'insuline pour traiter cette augmentation de la glycémie. L'insuline est une hormone qui aide à réguler la glycémie en permettant au glucose d'entrer dans les cellules pour être utilisé comme source d'énergie.

Pour éviter ces pics de glycémie, il est préférable de choisir des portions appropriées et de combiner les aliments sucrés avec d'autres nutriments, comme les fibres, les protéines et les graisses saines, qui aident à ralentir l'absorption du sucre et à stabiliser la glycémie.

Quelques exemples de sucres naturels :

Le miel

Le miel est une substance naturelle sucrée et visqueuse produite par les abeilles à partir du nectar des fleurs. C'est l'un des aliments les plus anciens et les plus appréciés de l'humanité, utilisé à la fois comme aliment et comme remède.

Les abeilles collectent le nectar des fleurs à l'aide de leur proboscis, une sorte de trompe, qu'elles utilisent pour aspirer le nectar des fleurs. Elles stockent ensuite le nectar dans leur estomac, où il subit une transformation chimique grâce à des enzymes. De retour à la ruche, elles régurgitent le nectar transformé et le déposent dans les alvéoles de la ruche. Ensuite, elles le ventilent avec leurs ailes pour évaporer l'excès d'eau, ce qui donne naissance au miel.

Le miel est principalement composé de glucose et de fructose, qui sont des sucres naturels. Il contient également des quantités variables d'eau, d'enzymes, et de petites quantités d'autres nutriments tels que des minéraux, des vitamines et des antioxydants. La teneur en nutriments du miel dépend de la variété et de la région où il est produit.

Il existe de nombreuses variétés de miel, qui diffèrent en fonction des fleurs à partir desquelles le nectar est récolté. Par conséquent, le miel peut avoir différentes saveurs, couleurs et textures. Par exemple, le miel d'acacia, le miel de fleurs sauvages, le miel de lavande, le miel de citronnier et le miel de manuka sont quelques-unes des nombreuses variétés populaires. Il faut savoir que son index glycémique peut varier selon les fleurs dont il est issu. Le miel le plus léger est celui de l'acacia.

Le miel est utilisé depuis des milliers d'années comme édulcorant naturel dans l'alimentation. Il peut être ajouté aux boissons chaudes comme le thé, utilisé comme garniture sur des aliments tels que les crêpes ou les yaourts, marinades, smoothies ou incorporé dans des recettes de pâtisserie et bien d'autres préparations.

Le miel est également utilisé dans certaines traditions médicinales pour ses propriétés antimicrobiennes, antibactériennes, antioxydantes et antiinflam-matoires. Il a été utilisé traditionnellement comme remède pour soulager les maux de gorge, favoriser la cicatrisation des plaies et améliorer la digestion.

Le miel est un aliment qui se conserve bien en raison de sa teneur en sucre élevée et de son faible taux d'humidité. Il doit être stocké dans un endroit frais et sec, à l'abri de la lumière directe du soleil. Le miel cristallise naturellement avec le temps, ce qui lui donne une texture plus solide. Cependant, il peut être réchauffé doucement au bain-marie pour retrouver sa consistance liquide.

*<u>Précautions</u>

- Il convient de noter que les personnes allergiques au pollen d'abeille doivent faire preuve de prudence lors de la consommation de miel, car il peut contenir de petites quantités de pollen. De plus, le miel est également élevé en calories, il convient donc d'en consommer avec modération dans le cadre d'une alimentation équilibrée.

- Il est important aussi de noter que les bébés de moins d'un an ne doivent pas consommer de miel en raison du risque potentiel de botulisme infantile.

Le sirop d'agave

Le sirop d'agave est un édulcorant naturel qui est extrait de la sève de l'agave, une plante succulente originaire principalement du Mexique. Il est utilisé comme alternative au sucre traditionnel dans de nombreux produits alimentaires et boissons, en particulier dans les régimes végétaliens, végétariens et sans gluten. Il était utilisé par les civilisations mésoaméricaines, telles que les Aztèques, comme édulcorant et comme remède naturel.

Traditionnellement, le sirop d'agave était fabriqué à partir de la sève extraite manuellement de la plante d'agave, mais de nos jours, elle est souvent extraite mécaniquement. La sève est ensuite filtrée et chauffée à basse température pour obtenir un sirop épais. Il a un goût sucré et une saveur légèrement caramélisée. Sa texture est épaisse et sirupeuse.

Le sirop d'agave est principalement composé de fructose, un type de sucre naturellement présent dans de nombreux fruits. Le fructose représente généralement entre 70% et 90% de la composition du sirop d'agave, tandis que le reste est principalement constitué de glucose. C'est sa composition riche en fructose qui lui confère sa saveur sucrée intense. Cependant sa teneur peut varier selon les marques et les procédés de production.

Le sirop d'agave a un indice glycémique plus faible que le sucre blanc, ce qui signifie qu'il a un impact plus modéré sur la glycémie. Cela peut être avantageux pour les personnes qui surveillent leur taux de sucre sanguin.

Il peut être utilisé de plusieurs façons : ajouté aux boissons chaudes ou froides, utilisé comme édulcorant dans les recettes de pâtisseries, mélangé dans des sauces ou des marinades, ou même versé sur des crêpes, des gaufres et des desserts. C'est aussi un substitut du miel dans les régimes végétaliens, car il est d'origine végétale.

*Précautions

- Bien que le sirop d'agave soit souvent considéré comme une option plus saine que le sucre raffiné, il est important de le consommer avec modération, car il est riche en fructose et ne convient pas à tout le monde. Une consommation excessive de fructose peut avoir des effets néfastes sur la santé, notamment en ce qui concerne le métabolisme, la résistance à l'insuline et le poids corporel.

Le sirop d'érable

Le sirop d'érable est un produit fabriqué à partir de la sève d'érable, qui est extraite des arbres d'érable à sucre ou d'érable rouge. Il est largement produit au Canada, en particulier dans la province du Québec, ainsi qu'aux États-Unis.

Le sirop d'érable est obtenu en faisant bouillir la sève d'érable afin d'éliminer une grande partie de l'eau. La sève est récoltée pendant la période du printemps, généralement entre février et avril, lorsque les températures sont fraîches la nuit et douces le jour, favorisant l'écoulement de la sève.

Le sirop d'érable est classé en différentes catégories basées sur sa densité et sa couleur. Les catégories courantes sont le sirop d'érable doré (*de couleur claire*), le sirop d'érable ambré (*de couleur plus foncée*) et le sirop d'érable foncé (*plus intense en saveur*).

Le sirop d'érable est principalement composé de glucides, en particulier de sucres simples tels que le saccharose. Il contient également de petites quantités de minéraux tels que le calcium et le potassium.

Le sirop d'érable est un ingrédient populaire dans de nombreux plats sucrés et salés. Il est souvent utilisé comme garniture pour les crêpes, les gaufres et les pancakes. Il peut également être employé dans les desserts, les sauces, les marinades et les vinaigrettes.

**Il convient de noter que le sirop d'érable, bien qu'il soit un choix sucré naturel, est toujours une source concentrée de calories et de sucre. Il est recommandé de le consommer avec modération dans le cadre d'une alimentation équilibrée.

Le sucre d'érable

Le sucre d'érable est un produit naturel fabriqué à partir de la sève de l'érable à sucre (*Acer saccharum*). Il est principalement produit dans les régions de l'est du Canada et du nord-est des États-Unis, où les érables à sucre abondent. Le sucre d'érable est apprécié pour son goût sucré distinctif et sa texture sirupeuse.

Le processus de fabrication du sucre d'érable commence par la collecte de la sève d'érable. Cela se fait généralement au début du printemps, lorsque les températures commencent à augmenter, ce qui permet à la sève de s'écouler à partir des racines de l'arbre vers les parties supérieures. Les arbres sont percés avec des entailles dans lesquelles des tubes sont insérés pour recueillir la sève qui s'écoule.

La sève d'érable est ensuite portée à ébullition pour faire évaporer l'eau et concentrer les sucres naturels. Cette étape est cruciale dans la production du sucre d'érable. Le liquide obtenu après l'évaporation est communément appelé sirop d'érable. Si on continue à le chauffer, il atteint finalement le stade de sucre d'érable, où il se cristallise pour former des cristaux de sucre.

Le sucre d'érable est souvent utilisé comme édulcorant naturel dans la cuisine. Il peut être utilisé dans les desserts, les boissons chaudes, les sauces, les marinades et bien d'autres préparations culinaires. Il apporte une saveur unique et sucrée, avec des notes légèrement caramélisées.

Il est important de noter que le sucre d'érable, tout comme le sirop d'érable, est composé principalement de sucres, en particulier de saccharose. Il contient également des petites quantités de minéraux tels que le calcium, le potassium et le manganèse, ainsi que des antioxydants.

Le sucre d'érable peut être trouvé sous différentes formes sur le marché, notamment en cristaux, en poudre ou en flocons. Il est souvent considéré comme une alternative plus naturelle et moins transformée par rapport au sucre de canne raffiné. Cependant, il est important de le consommer avec modération, car il reste un aliment riche en calories et en sucre.

La mélasse

La mélasse est un sirop visqueux et épais, produit lors de la transformation du sucre. Elle est fabriquée à partir de la canne à sucre ou de la betterave à sucre et est utilisée dans de nombreuses applications culinaires et industrielles.

Il existe différents types de mélasse, tels que la mélasse de canne à sucre, la mélasse de betterave à sucre et la mélasse de raisin. Chaque type a une saveur et une couleur légèrement différentes. La mélasse peut varier en couleur, allant du brun clair au brun foncé. Plus la mélasse est cuite longtemps, plus elle aura une couleur et une saveur prononcées.

En raison de sa saveur riche et de sa teneur en nutriments, la mélasse est parfois utilisée comme substitut de sucre dans certaines préparations et recettes notamment pour les pâtisseries, les biscuits, les marinades, les sauces barbecue et les desserts. Par exemple, la mélasse est un ingrédient clé dans la fabrication du pain d'épices, des biscuits au gingembre et du fameux « gingerbread » anglais.

Dans certaines cultures, la mélasse est considérée comme ayant des propriétés médicinales, notamment pour soulager la constipation et augmenter l'énergie. La mélasse a une longue durée de conservation en raison de sa forte teneur en sucre. Elle peut être conservée à température ambiante dans un récipient hermétique. Elle est souvent utilisée comme substrat dans le processus de fermentation pour produire des boissons alcoolisées telles que le rhum et la bière.

**Bien que la mélasse soit riche en nutriments, il est important de la consommer avec modération en raison de sa teneur élevée en sucre.

Le rapadura

Le rapadura est une forme non raffinée de sucre de canne qui est populaire dans certaines régions du monde, en particulier en Amérique latine. Il est également connu sous d'autres noms, tels que panela, chancaca ou piloncillo, en fonction du pays ou de la région.

Il est fabriqué en pressant et en chauffant le jus extrait de la canne à sucre jusqu'à évaporation de l'eau. Contrairement au sucre raffiné traditionnel, le rapadura n'est pas soumis à un processus de raffinage supplémentaire, ce qui signifie qu'il conserve une grande partie des nutriments présents dans la canne à sucre.

Le rapadura a une saveur riche et robuste, avec des notes de caramel. Il est utilisé comme édulcorant dans de nombreux plats et boissons, notamment les desserts, les sauces, les boissons chaudes et les produits de boulangerie.

En raison de sa méthode de production minimale et de sa teneur en nutriments, le rapadura est souvent considéré comme une alternative plus naturelle et plus saine au sucre raffiné. Il contient des minéraux tels que le fer, le calcium, le potassium et le magnésium, ainsi que des vitamines du groupe B et de petites quantités de vitamine C. Il peut être acheté sous forme de blocs solides, de granulés ou de poudre. Il se conserve généralement bien, à condition d'être stocké dans un endroit frais et sec.

**Il convient de noter que, bien que le rapadura puisse être considéré comme une option plus naturelle que le sucre raffiné, il reste un produit sucré et doit être consommé avec modération dans le cadre d'une alimentation équilibrée. Comme pour tout aliment sucré, il est important de contrôler sa consommation pour éviter les excès de sucre.

Le sucre de canne non raffiné

Le sucre de canne non raffiné, également connu sous le nom de sucre de canne complet ou sucre de canne brut, est un type de sucre obtenu à partir de la canne à sucre sans subir de processus de raffinage intensif.

Contrairement au sucre blanc conventionnel, qui est soumis à plusieurs étapes de traitement chimique pour enlever les impuretés et les minéraux, le sucre de canne non raffiné est produit de manière plus naturelle.

Le sucre de canne non raffiné conserve une grande partie des nutriments présents naturellement dans la canne à sucre. Il contient des quantités plus élevées de minéraux tels que le fer, le calcium, le magnésium et le potassium par rapport au sucre raffiné.

En termes de goût, le sucre de canne non raffiné a une saveur plus prononcée et plus complexe que le sucre blanc. Il peut avoir des notes de caramel ou de mélasse, ce qui lui donne une caractéristique distinctive pour être utilisé de manières différentes dans les préparations de pâtisseries, de confiseries, de boissons et de sauces.

**Il convient de noter que, bien que le sucre de canne non raffiné soit considéré comme plus naturel et nutritif que le sucre blanc raffiné, il reste cependant un sucre et doit être consommé avec modération dans le cadre d'une alimentation équilibrée. Il fournit toujours les mêmes calories que le sucre blanc et peut avoir les mêmes effets sur la glycémie lorsqu'il est consommé en excès.

Le sucre de noix de coco

Le sucre de noix de coco est une alternative naturelle au sucre raffiné traditionnel. Il est produit à partir de la sève des fleurs de cocotier et offre plusieurs avantages potentiels pour la santé. Voici quelques-uns des bienfaits attribués au sucre de noix de coco :

Indice glycémique plus faible

Le sucre de noix de coco a un indice glycémique (IG) inférieur à celui du sucre de table, ce qui signifie qu'il provoque une augmentation plus lente de la glycémie après sa consommation. Cela peut être bénéfique pour les personnes atteintes de diabète ou qui cherchent à réguler leur taux de sucre sanguin.

Riche en nutriments

Le sucre de noix de coco contient certains nutriments présents dans la sève de la fleur de cocotier, tels que le fer, le zinc, le potassium et les antioxydants. Cependant, il est important de noter que ces nutriments se trouvent en quantités relativement faibles et qu'il ne faut pas compter sur le sucre de noix de coco comme source principale de ces nutriments.

Goût distinctif

Le sucre de noix de coco a une saveur sucrée et légèrement caramélisée qui peut ajouter une touche unique aux recettes. Sa saveur douce peut permettre de réduire la quantité de sucre nécessaire dans une préparation tout en conservant la sensation de douceur.

Moins de traitements chimiques

Comparé au sucre raffiné, le sucre de noix de coco subit moins de traitements chimiques dans le processus de production, ce qui peut être un avantage pour ceux qui préfèrent les aliments moins transformés.

Alternatif pour les régimes végétaliens et sans gluten

Le sucre de noix de coco convient aux personnes suivant un régime végétalien ou sans gluten.

**Il est important de noter que, bien que le sucre de noix de coco présente certains avantages par rapport au sucre raffiné, il reste du sucre et doit donc être consommé avec modération. Comme tout autre type de sucre, sa consommation excessive peut contribuer à des problèmes de santé tels que la prise de poids et les troubles métaboliques.

LE RIZ

Le riz, céréales ou féculents ? La confusion peut provenir de la façon dont les termes sont utilisés de manière générale. Le riz est considéré à la fois comme une céréale et comme un féculent en fonction du contexte dans lequel il est mentionné.

Sur le plan botanique, le riz appartient à la famille des Poaceae (*ou graminées*) et est classé comme une céréale. Les céréales sont des plantes à grains comestibles riches en amidon, et le riz entre dans cette catégorie.

Cependant, du point de vue de la nutrition, on considère généralement le riz comme un féculent, car il est principalement composé d'amidon, qui est une forme de glucide complexe. Les féculents sont une catégorie d'aliments riches en glucides et comprennent également d'autres aliments tels que les pommes de terre, les pâtes et le pain.

Le riz est une plante qui a la capacité de fixer l'arsenic présent dans l'eau sous sa forme inorganique. L'arsenic est un semi-métal qui se trouve en quantité importante dans la roche et qui peut contaminer les nappes phréatiques, il est hautement toxique pour les êtres vivants.

Selon l'OMS une exposition prolongée à ce composé, appelée arsenicisme, peut provoquer des lésions de la peau, des nerfs, du diabète, des problèmes cardiovasculaires et même des cancers.

Pour réduire la quantité d'arsenic présent dans le riz, il est recommandé de le tremper dans l'eau pendant la nuit ou de le laver abondamment avant de le faire cuire. Cela permet de réduire la présence d'arsenic sur les grains de riz et de limiter l'exposition à cette substance toxique.

LE LAIT

Les choix laitiers : Trouvez la meilleure option pour votre santé

Le lait de vache a longtemps été considéré comme une source importante de nutriments tels que le calcium, les protéines et les vitamines. Cependant, il est désormais préférable de se tourner vers des alternatives végétales en raison de ses effets inflammatoires sur le corps. L'inflammation est une réaction naturelle du corps face à une agression ou une irritation, et elle peut contribuer au développement de nombreuses maladies chroniques telles que l'arthrite, les maladies cardiovasculaires et certaines maladies auto-immunes. Des chercheurs estiment que la consommation de produits laitiers, y compris le lait de vache, peut favoriser l'inflammation chez certaines personnes.

En effet, le lait de vache contient des protéines spécifiques appelées caséines, qui peuvent déclencher une réaction inflammatoire chez certaines personnes sensibles. De plus, il contient du lactose, un sucre présent dans le lait, qui peut causer des problèmes digestifs chez les personnes intolérantes au lactose. Ces problèmes digestifs peuvent également provoquer une inflammation.

De plus, le lait de vache conventionnel peut également contenir des hormones de croissance, telles que l'IGF-1 aussi appelé somatomédine C, qui sont destinées à soutenir le développement des veaux, ainsi que des antibiotiques administrés aux vaches laitières. Il est préférable d'éviter ces substances car leurs impacts potentiels sur la santé humaine à long terme sont encore inconnus. La composition nutritionnelle du lait de vache n'est pas idéale pour les êtres humains. Par exemple, le rapport calcium/phosphore de ce lait peut ne pas être optimal pour l'absorption du calcium dans notre corps.

Les laits végétaux tels que le lait d'amande, le lait de soja, le lait d'avoine, le lait de coco, etc., sont de plus en plus populaires en tant qu'alternatives au lait de vache. Ils sont généralement fabriqués à partir de plantes et ne contiennent pas les mêmes protéines que le lait de vache. Par conséquent, ils sont mieux tolérés par les personnes sensibles à ces protéines. Cependant, il est important de noter que les laits végétaux ne possèdent pas naturellement les mêmes nutriments que le lait de vache. Par exemple, le lait de vache est une source de calcium, tandis que de nombreux laits végétaux sont souvent enrichis en calcium pour compenser cette différence. Il est donc essentiel de vérifier les étiquettes des produits et de s'assurer que les laits végétaux que vous choisissez contiennent les nutriments essentiels dont vous avez besoin.

Bien que le lait de vache contienne effectivement du calcium, sa biodisponibilité peut être réduite, c'est-à-dire que seule une partie du calcium présent peut être réellement absorbée par le corps. Environ 25 % du calcium dans le lait de vache est considéré comme biodisponible. Cependant, certains laits végétaux enrichis en calcium peuvent avoir une biodisponibilité comparable, voire supérieure. Les fabricants de laits végétaux ajoutent souvent du calcium dans une forme plus facilement absorbable pour compenser la faible teneur en calcium naturel de ces produits. Il est important de noter que la biodisponibilité du calcium dépend également d'autres facteurs, tels que la présence de vitamine D, qui favorise l'absorption du calcium. Par conséquent, maintenir un équilibre nutritionnel est essentiel.

En fin de compte, le choix entre le lait de vache et les laits végétaux dépendra de vos préférences personnelles, de vos besoins nutritionnels spécifiques et de la façon dont votre corps réagit à ces aliments.

EN RÉSUMÉ

Vitalisez et reminéralisez votre alimentation en consommant des légumes et fruits frais, optez pour des méthodes de cuisson préservant les vitamines, les minéraux et les enzymes. Remplacez les aliments raffinés par des versions complètes ou semi-complètes. Utilisez des huiles de première pression et du sel gris de mer pour bénéficier des oligo-éléments. Privilégiez le sucre naturel, toujours avec modération. Assurez-vous également de consommer des oméga-3, des protéines variées, des produits de la mer, et des épices telles que la cannelle, le curcuma, la cardamome, le gingembre, le cumin, etc., pour stimuler votre système digestif et accélérer votre métabolisme. En suivant ces principes, vous améliorerez votre santé de manière significative.

CHAPITRE 7

ÉTIQUETAGE DES ALIMENTS

LECTURE DES ÉTIQUETTES

Repérez les sources cachées de sel, de sucre, d'huile et plus, dans les produits alimentaires

Il faut savoir que lire la liste des ingrédients et regarder les valeurs nutritionnelles sont deux actions distinctes lorsqu'il s'agit de l'analyse d'un produit alimentaire. Bien qu'elles soient toutes deux liées à l'information sur les aliments, elles fournissent des détails différents.

Ces deux approches sont importantes pour une compréhension de ce que vous mangez.

1.Lire la liste des ingrédients

Lorsque vous lisez la liste des ingrédients, vous examinez les différents composants qui ont été utilisés pour fabriquer le produit. Cette liste est généralement présentée par ordre décroissant de poids, ce qui signifie que les ingrédients les plus abondants sont mentionnés en premier.

Lire la liste des ingrédients vous permet aussi de savoir quels ingrédients sont présents dans le produit et de repérer d'éventuels allergènes ou de nombreux additifs indésirables, cela peut être un indicateur d'un produit transformé.

Faîtes attention aux ingrédients dont vous n'êtes pas familier ou qui semblent peu naturels.

2. Regarder les valeurs nutritionnelles

D'autre part, regarder les valeurs nutritionnelles implique d'examiner les informations concernant les nutriments présents sur l'étiquette du produit. Cela comprend des informations telles que les calories, les lipides, les glucides, les protéines, les vitamines et les minéraux.

Les emballages des aliments préemballés doivent obligatoirement afficher des informations nutrition-nelles détaillées. Portez une attention particulière aux portions mentionnées, car les valeurs nutritionnelles sont souvent indiquées par portion.

Les valeurs nutritionnelles vous donnent une idée de la composition nutritionnelle du produit et vous aident à prendre des décisions éclairées en ce qui concerne votre alimentation, en fonction de vos besoins et objectifs nutritionnels.

Il est important de noter que la compréhension des valeurs nutritionnelles est un élément clé d'une alimentation saine, mais il est également essentiel de considérer la qualité globale de votre régime alimentaire, y compris la variété des aliments consommés et les habitudes alimentaires globales.

Voici quelques éléments importants à prendre en compte lors de la lecture des étiquettes des aliments :

Familiarisez-vous avec les nutriments clés

Les valeurs nutritionnelles comprennent généralement des informations sur les calories, les glucides, les lipides, les protéines, les fibres, les vitamines et les minéraux. Apprenez à reconnaître les différents nutriments et à comprendre leur rôle dans votre alimentation.

Analysez les pourcentages de la valeur quotidienne (% VQ)

Les étiquettes nutritionnelles affichent souvent le pourcentage de la valeur quotidienne basée sur un régime de référence de 2 000 calories. Ces pourcentages vous aident à comprendre la contribution d'un aliment spécifique à vos besoins quotidiens.

Comprenez les portions

Il est crucial de vérifier la taille des portions mentionnée sur l'étiquette, car toutes les informations nutritionnelles sont basées sur cette quantité spécifique. Parfois, les portions mentionnées peuvent différer de ce que vous consommez réellement, donc soyez attentif à cela.

Surveillez les fibres alimentaires

Les fibres sont importantes pour la digestion et la santé intestinale. Cherchez la quantité de fibres alimentaires sur l'étiquette. Une alimentation riche en fibres est bénéfique pour la santé.

Comparez les aliments

Utilisez les informations nutritionnelles pour comparer différents aliments et faire des choix plus sains. Par exemple, comparez la teneur en calories, en gras saturés, en sucre, en sel etc. entre deux produits similaires et optez pour celui qui répond le mieux à vos besoins nutritionnels.

Allergènes

Les allergènes courants, tels que les arachides, les fruits à coque, le gluten, les œufs, le lait, le soja, les crustacés et les mollusques doivent être clairement indiqués sur l'étiquette. Assurez-vous de vérifier ces informations si vous avez des allergies ou des intolérances alimentaires.

Les additifs alimentaires

Ce sont des substances ajoutées aux aliments pour diverses raisons, telles que la conservation, la couleur, le goût. Ils sont généralement identifiés par leur nom ou leur numéro de code (*livre de référence de Corinne Gouget « Les additifs alimentaires » Le guide indispensable pour ne plus vous empoisonner*). Si vous souhaitez éviter certains additifs, vous devrez les connaître et les rechercher sur l'étiquette.

Soyez conscient des ingrédients cachés

Les étiquettes peuvent parfois contenir des ingrédients cachés tels que des sucres ajoutés, des gras trans ou des additifs. Assurez-vous de lire attentivement la liste des ingrédients pour repérer ces éléments.

Les allégations nutritionnelles et de santé

Les fabricants peuvent inclure des allégations sur les bienfaits pour la santé ou les propriétés nutritionnelles de leurs produits. Cependant, il est important de les considérer avec prudence, car certaines allégations peuvent être trompeuses ou exagérées.

Dates de péremption

Les aliments périssables doivent comporter une date de péremption ou une date limite de consommation. Cela vous aide à déterminer la fraîcheur du produit et à éviter de consommer des aliments périmés.

Les informations sur l'origine

Dans certains pays, l'étiquetage doit indiquer l'origine des principaux ingrédients ou du produit lui-même. Cela peut être utile si vous préférez acheter des produits locaux ou si vous souhaitez connaître l'origine des ingrédients.

En suivant ces étapes et en développant vos connaissances sur la nutrition, vous serez en mesure de décoder les valeurs nutritionnelles des aliments et de faire des choix alimentaires plus éclairés.

Exemples d'étiquettes

Beurre d'érable bio

Valeur nutritive
Nutrition Facts
Par 2 c. à s. (33 g) / Per 2 tbsp. (33 g)

Teneur / Amount	% valeur quotidienne / % Daily Value
Calories / Calories 110	
Lipides / Fat 0 g	**0 %**
saturés / Saturated 0 g + trans / Trans 0 g	**0 %**
Cholestérol / Cholesterol 0 mg	**0 %**
Sodium / Sodium 0 mg	**0 %**
Glucides / Carbohydrate 26 g	**9 %**
Fibres / Fibre 0 g	**0 %**
Sucres / Sugars 24 g	
Protéines / Protein 0 g	
Vitamine A / Vitamin A	**0 %**
Vitamine C / Vitamin C	**0 %**
Calcium / Calcium	**2 %**
Fer / Iron	**0 %**

Beurre d'érable non-bio et vitaminé

Valeur nutritive
Nutrition Facts
pour 2 c. à soupe (33 g)
Per 2 tbsp (33 g)

	% valeur quotidienne* / % Daily Value*
Calories 90	
Lipides / Fat 0.1 g	**1 %**
saturés / Saturated 0,1 g + trans / Trans 0 g	**1 %**
Glucides / Carbohydrate 22 g	
Fibres / Fibre 0 g	**0 %**
Sucres / Sugars 32 g	**32 %**
Protéines / Protein 0.1 g	
Cholestérol / Cholesterol 0 mg	
Sodium 5 mg	**1 %**
Potassium 75 mg	**2 %**
Calcium 30 mg	**2 %**
Fer / Iron 0.1 mg	**1 %**
Vitamine A / Vitamin A 13.567 mg	**2 %**
Thiamine / Thiamin 0.02 mg	**2 %**
Riboflavine / Riboflavin 0.4 mg	**31 %**
Magnésium / Magnesium 3 mg	**2 %**
Zinc 0.2 mg	**2 %**
Manganèse / Manganese 0.7 mg	**30 %**

*5% ou moins c'est **peu**, 15% ou plus c'est **beaucoup** / *5% or less is **a little**, 15% or more is **a lot**

CHAPITRE 8

LES SUPPLÉMENTS ALIMENTAIRES

QU'EST-CE QU'UN SUPPLÉMENT ALIMENTAIRE ?

Les suppléments alimentaires sont des substances contenant des nutriments bénéfiques pour la santé, tels que des vitamines, des minéraux, des acides aminés ou des enzymes. Ils sont utilisés pour compléter une alimentation qui ne fournit pas suffisamment de ces nutriments.

Les suppléments sont disponibles sous différentes formes, comme des comprimés, des capsules, des gélules, des poudres ou des liquides.

Leur objectif est de fournir à l'organisme des nutriments supplémentaires pour combler des carences nutritionnelles spécifiques ou pour promouvoir la santé globale, renforcer le système immunitaire, gérer le poids, améliorer la performance sportive ou compenser un régime alimentaire déséquilibré.

Voici en détails quelques utilisations courantes :

Compléter les carences nutritionnelles

Certaines personnes ont des besoins nutritionnels

spécifiques qui ne sont pas satisfaits par leur alimentation régulière. Par exemple, les femmes enceintes peuvent prendre des suppléments d'acide folique pour prévenir les anomalies du tube neural chez le fœtus. Les personnes âgées peuvent prendre des suppléments de calcium et de vitamine D pour maintenir la santé osseuse.

Renforcer le système immunitaire

Certains suppléments, tels que la vitamine C, le zinc ou l'échinacée, sont souvent pris pour renforcer le système immunitaire et aider à prévenir les infections, surtout pendant les périodes de stress ou de maladie.

Soutenir la santé globale

Certains suppléments sont utilisés pour soutenir la santé générale et le bien-être. Par exemple, les oméga-3 peuvent favoriser la santé cardiovasculaire et le fonctionnement cérébral. Les antioxydants tels que les vitamines C et E peuvent aider à protéger les cellules contre les dommages causés par les radicaux libres.

Gérer certaines conditions de santé

Dans certains cas, les suppléments alimentaires peuvent être utilisés pour soutenir le traitement de certaines conditions de santé (*arthrose etc.*).

Soutenir les performances sportives

Les athlètes et les personnes actives peuvent utiliser des suppléments pour optimiser leurs performances physiques, améliorer leur endurance, favoriser la récupération musculaire et augmenter leur force.

**Il est important de noter que les suppléments alimentaires ne sont pas destinés à remplacer une alimentation saine et équilibrée. Ils sont conçus pour compléter une alimentation variée en fournissant des nutriments supplémentaires lorsque cela est nécessaire. Ils ne peuvent pas non plus guérir des maladies ou compenser un mode de vie malsain.

CLASSIFICATION DES SUPPLÉMENTS ALIMENTAIRES

Précisons avant tout que les suppléments alimentaires ne doivent pas être confondus avec les substances dites thérapeutiques. Ils n'ont pas pour objectif premier de favoriser la guérison mais bien de nourrir adéquatement l'organisme. Ils sont donc uniquement d'ordre nutritionnel.

Les suppléments alimentaires peuvent être classés en plusieurs catégories.

Chacune de ces catégories a un objectif bien précis.

Suppléments vitaminiques

Un supplément vitaminique est une préparation sous forme de pilule, de capsule, de comprimé, de liquide ou de poudre qui contient des vitamines et des minéraux. Il est conçu pour compléter l'alimentation et fournir des nutriments essentiels qui peuvent être insuffisamment présents dans l'alimentation régulière d'une personne.

Les suppléments vitaminiques sont souvent utilisés lorsque l'alimentation seule ne parvient pas à fournir des quantités adéquates de vitamines et de minéraux nécessaires au bon fonctionnement du corps. Ils peuvent également être recommandés dans certaines situations spécifiques comme pendant la grossesse, l'allaitement, la croissance chez les enfants, pour les personnes qui suivent un régime restrictif ou qui souffrent de certaines conditions médicales.

Les vitamines et minéraux contenus dans les suppléments peuvent varier en fonction du produit. Certains peuvent contenir une seule vitamine ou un seul minéral ou bien être des multivitamines qui regroupent différentes vitamines et minéraux dans une seule formule. Il est important de noter que les suppléments vitaminiques ne sont pas destinés à remplacer une alimentation équilibrée, mais plutôt à la compléter lorsque cela est nécessaire.

De plus, il est important de choisir des suppléments de qualité provenant de sources fiables.

Suppléments minéralogiques

Un supplément minéralogique, également connu

sous le nom de complément minéralogique, est un produit destiné à compléter l'alimentation en apportant des minéraux essentiels à l'organisme. Les minéraux sont des éléments nécessaires au bon fonctionnement du corps humain et sont impliqués dans de nombreuses fonctions biologiques.

Les suppléments minéralogiques sont généralement proposés sous forme de comprimés, de capsules, de poudres ou de liquides et contiennent différents types de minéraux tels que le calcium, le magnésium, le zinc, le fer, le cuivre, le potassium, le phosphore, le manganèse, le sélénium et l'iode, entre autres.

Ces suppléments sont souvent recommandés lorsque l'alimentation habituelle ne fournit pas suffisamment de minéraux ou lorsque certaines conditions médicales augmentent les besoins en minéraux. Par exemple, les femmes enceintes ou allaitantes, les personnes âgées, les personnes souffrant de carences nutritionnelles, les athlètes ou les individus suivant des régimes spécifiques peuvent avoir besoin d'un apport supplémentaire en minéraux.

Il est important de noter que les suppléments minéralogiques ne doivent pas remplacer une alimentation équilibrée et variée. De plus, il est préférable de choisir des suppléments de qualité provenant de sources fiables.

Suppléments protidiques

Un supplément protidique, également appelé complément protéiné, est un produit conçu pour augmenter l'apport en protéines dans l'alimentation d'une personne. Les protéines sont des nutriments essentiels qui jouent un rôle crucial dans la construction et la réparation des tissus, la croissance musculaire, le maintien d'un système immunitaire sain, et d'autres fonctions corporelles importantes.

Les suppléments protidiques sont généralement utilisés par des individus ayant des besoins en protéines accrus, tels que les athlètes, les bodybuilders, les personnes en convalescence après une blessure ou une maladie, ou les personnes âgées qui ont des difficultés à obtenir suffisamment de protéines à partir de leur alimentation régulière.

Ces suppléments peuvent être disponibles sous différentes formes, telles que des poudres à mélanger avec de l'eau, des barres protéinées, des boissons protéinées, des comprimés ou des capsules. Ils contiennent généralement des protéines de différentes sources, telles que le soja, les œufs ou les protéines végétales.

Il est important de noter que les suppléments protidiques ne sont pas nécessaires pour la plupart des personnes ayant une alimentation équilibrée et variée, car il est généralement possible d'obtenir suffisamment de protéines à partir d'aliments tels que le poisson, les œufs, les légumineuses et les céréales.

Suppléments lipidiques

Un supplément lipidique est un produit alimentaire ou nutritionnel conçu pour augmenter l'apport en lipides, également connus sous le nom de matières grasses, dans l'alimentation. Les lipides sont une des trois principales classes de macronutriments, avec les protéines et les glucides. Ils sont essentiels pour le bon fonctionnement de l'organisme, car ils fournissent de l'énergie, aident à absorber les vitamines liposolubles et jouent un rôle dans la construction des membranes cellulaires.

Ils peuvent être utilisés pour diverses raisons. Certains les prennent pour augmenter leur apport en acides gras essentiels, en particulier les oméga-3, qui sont associés à de nombreux bienfaits pour la santé, tels que la réduction de l'inflammation, la promotion de la santé cardiaque et le soutien du fonctionnement cérébral. Les personnes qui suivent un régime restrictif, comme un régime végétalien ou un régime faible en matières grasses, peuvent également prendre des suppléments lipidiques pour s'assurer qu'elles obtiennent suffisamment de graisses dans leur alimentation.

Suppléments divers

Les suppléments divers font référence à une large gamme de produits alimentaires ou de compléments nutritionnels utilisés pour soutenir la santé, améliorer les performances ou combler les carences nutritionnelles.

Voici quelques exemples courants de suppléments divers :

- Les probiotiques : Il s'agit de substances qui ont comme mission d'assurer une bonne flore intestinale. Ils contiennent des bactéries bénéfiques pour la santé intestinale et peuvent être utilisés pour améliorer la digestion et renforcer le système immunitaire.

- La chlorophylle : Il s'agit d'un pigment vert que l'on trouve dans les plantes, et précieux à plus d'un titre dans l'organisme.

- Certains suppléments alimentaires sont considérés comme tonifiants : gelée royale (*substance qui contient de nombreux nutriments*), le pollen de fleur, ainsi que le ginseng et d'autres substances du genre.

- Dans cette catégorie des suppléments divers, il y a dans la famille des caroténoïdes, le bêta-carotène qui peut être transformé dans l'organisme en vitamine A, la lutéine, le lycopène, la zéaxanthine.

- Les antioxydants tels que l'acide alpha-lipoïque qui agit à la fois en milieux hydrosolubles et liposolubles, les polyphénols du thé vert, les anthocyanidines, la curcumine et la sulforaphane, connus pour leurs propriétés antioxydantes, qui aident à protéger les cellules contre les dommages oxydatifs.

- Les suppléments qui exercent une action protectrice des tissus articulaires : le sulfate de glucosamine et autres suppléments du même type (*chondroïtine, bois de velours, cartilage de requin etc.*) Il s'agit de substances essentiellement nutritives que l'organisme utilise pour l'entretien et la réparation des tissus articulaires (*tendons, ligaments, cartilages, disques intervertébraux*).

Mais aussi :

- Le SAMe (*S-adénosyl-L-méthionine*) notamment impliqué dans le métabolisme du cartilage.

- Le MSM (*méthyle-sulfonyle-méthane*) qui est un supplément de soufre classé dans la catégorie des suppléments divers (*tout comme la glucosamine*), parce qu'il est impliqué dans la nutrition articulaire.

Parmi les autres suppléments divers, mentionnons les isoflavones de soya, le fruit séché du palmier nain, l'extrait de prêle, les bioflavonoïdes, la quercétine, la rutine, la coenzyme Q10 et la propolis.

Voici en détails quelques utilisations courantes :

Renforcer le système immunitaire

Certains suppléments, tels que la vitamine C, le zinc, l'échinacée ou les probiotiques peuvent aider à soutenir et renforcer le système immunitaire ce qui peut contribuer à réduire le risque de maladies ou d'infections, surtout pendant les périodes de stress.

Soutenir la santé globale

Certains suppléments sont utilisés pour soutenir la santé générale et le bien-être. Par exemple, les oméga-3 peuvent favoriser la santé cardiovasculaire et le fonctionnement cérébral. Les antioxydants tels que les vitamines C et E peuvent aider à protéger les cellules contre les dommages causés par les radicaux libres.

Combler les carences nutritionnelles

Certaines personnes ont des besoins nutritionnels spécifiques qui ne sont pas satisfaits par leur alimentation régulière. Par exemple, les femmes enceintes peuvent prendre des suppléments d'acide folique pour prévenir les anomalies du tube neural chez le fœtus. Les personnes âgées peuvent prendre des suppléments de calcium et de vitamine D pour maintenir la santé osseuse.

Gérer des conditions spécifiques

Dans certains cas, des compléments alimentaires peuvent être utilisés pour aider à gérer des problèmes de santé spécifiques. Par exemple, les personnes atteintes d'ostéoporose peuvent prendre des suppléments de calcium et de vitamine D, tandis que les personnes souffrant de carence en fer peuvent prendre des suppléments de fer.

Optimiser la performance sportive

Les athlètes et les personnes actives peuvent prendre des suppléments alimentaires pour améliorer leur performance physique et leur récupération. Par exemple les suppléments de créatine pour l'endurance musculaire ou les acides aminés à chaîne ramifiée (*BCAA*) pour la récupération musculaire.

Améliorer la santé des articulations

Certains suppléments, comme la glucosamine et la chondroïtine, le collagène ou l'huile de poisson peuvent aider à maintenir la santé des articulations, à réduire l'inflammation et à soulager les douleurs articulaires.

Soutenir la santé cognitive

Certains suppléments alimentaires sont réputés pour soutenir la santé du cerveau et améliorer les fonctions cognitives telles que la mémoire, la concentration et la clarté mentale. Des exemples incluent les acides gras oméga-3, les vitamines du groupe B, la vitamine E et certains extraits de plantes comme le ginkgo biloba et le bacopa monnieri.

Favoriser la santé cardiaque

Certains compléments, comme les acides gras oméga-3 provenant d'huiles de poisson, peuvent contribuer à maintenir un taux de cholestérol sain, à réduire l'inflammation et à promouvoir une bonne santé cardiovasculaire.

**Il est important de noter que les suppléments alimentaires ne sont pas destinés à remplacer une alimentation saine et équilibrée. Ils sont conçus pour compléter une alimentation variée en fournissant des nutriments supplémentaires lorsque cela est nécessaire. Ils ne peuvent pas non plus guérir des maladies ou compenser un mode de vie malsain.

CHAPITRE 9

LES ALLERGIES ET INTOLÉRANCES ALIMENTAIRES

Les allergies alimentaires et les intolérances alimentaires sont deux réactions différentes que certaines personnes peuvent avoir en réponse à certains aliments. Bien qu'elles puissent présenter des symptômes similaires, leurs mécanismes sous-jacents et leurs conséquences sur la santé sont distincts.

ALLERGIES ALIMENTAIRES

Les allergies alimentaires sont des réactions du système immunitaire qui réagit de manière excessive à des substances spécifiques présentes dans les aliments, généralement des protéines. Lorsqu'une personne allergique consomme un aliment auquel elle est sensible, son système immunitaire déclenche une réponse immunitaire, libérant des substances chimiques telles que l'histamine dans le corps.

Les symptômes courants d'une réaction allergique alimentaire comprennent des éruptions cutanées, des démangeaisons, de l'urticaire, un gonflement des lèvres, de la langue ou du visage, des problèmes respiratoires, des nausées, des vomissements, des douleurs abdominales voire dans les cas les plus graves, une réaction allergique alimentaire peut provoquer un choc anaphylactique, une réaction potentiellement mortelle nécessitant une intervention médicale d'urgence.

Les allergies alimentaires les plus courantes sont causées par des aliments tels que les arachides, les fruits de mer, le poisson, les œufs, les produits laitiers, le soja, les noix, les graines et le blé.

**Il est important pour les personnes allergiques de lire attentivement les étiquettes des aliments et d'éviter tout contact avec les allergènes.

INTOLÉRANCES ALIMENTAIRES

Les intolérances alimentaires sont des réactions non immunologiques aux aliments. Elles sont généralement causées par une incapacité à digérer ou à métaboliser certains composants alimentaires, tels que le lactose, le gluten ou les additifs alimentaires.

Les symptômes courants d'une intolérance alimentaire comprennent des maux d'estomac, des ballonnements, des gaz, des crampes abdominales et des diarrhées. Les symptômes peuvent être désagréables, mais ils ne mettent généralement pas la vie en danger.

L'intolérance la plus connue est l'intolérance au lactose, qui est causée par une déficience en lactase, l'enzyme nécessaire à la digestion du lactose (*sucre présent dans le lait*). D'autres exemples d'intolérances alimentaires courantes comprennent l'intolérance au gluten (*maladie cœliaque*) et l'intolérance aux sulfites.

Dans la plupart des cas, les personnes atteintes d'intolérances alimentaires peuvent consommer de petites quantités de l'aliment déclencheur sans éprouver de symptômes graves. Cependant, une éviction complète de l'aliment peut être nécessaire dans certains cas.

**Il est important de noter que les allergies alimentaires et les intolérances alimentaires sont des conditions distinctes et nécessitent une approche différente Si vous pensez être allergique ou intolérant à certains aliments, il est recommandé de consulter un professionnel de la santé.

L'IDENTIFICATION DES ALLERGÈNES

Pour identifier les allergènes, vous pouvez suivre les étapes suivantes :

Observez vos symptômes : Gardez un registre détaillé des symptômes que vous éprouvez après avoir été exposé à certains aliments, substances ou environnements. Notez les réactions cutanées, les problèmes respiratoires, les démangeaisons, les maux de tête, les douleurs d'estomac ou tout autre symptôme qui se produit de manière récurrente après une exposition spécifique.

Consultez un professionnel de la santé : Si vous soupçonnez une allergie, il est important de consulter un professionnel de la santé qui vous posera des questions détaillées sur vos symptômes, votre historique médical et vos antécédents familiaux pour vous aider à identifier les allergènes potentiels.

Test d'allergie cutanée : Les tests cutanés consistent à exposer votre peau à de petites quantités d'allergènes présumés pour observer les réactions allergiques. Les tests les plus couramment utilisés sont les tests d'égratignure (*scratch tests*) et les tests d'injection intradermique. Ces tests sont généralement réalisés par un allergologue et peuvent vous aider à identifier les allergènes spécifiques auxquels vous êtes sensible.

Test sanguin : Un test sanguin, tel que le dosage des IgE spécifiques, peut également être utilisé pour identifier les allergènes. Ce test mesure les anticorps IgE spécifiques produits par votre corps en réponse à certains allergènes. Il peut être utilisé pour confirmer les résultats des tests cutanés ou lorsque les tests cutanés ne sont pas réalisables.

Test d'élimination : Une autre méthode pour identifier les allergènes consiste à suivre une approche d'élimination. Il s'agit de supprimer temporairement certains aliments ou substances suspectes de votre alimentation ou de votre environnement, puis d'observer si vos manifestations allergiques disparaissent ou augmentent Si ces manifestations diminuent lorsqu'un allergène spécifique est éliminé, cela peut indiquer une sensibilité ou une allergie à celui-ci.

LES ALTERNATIVES POUR LES PERSONNES ALLERGIQUES OU INTOLÉRANTES

Les personnes allergiques ou intolérantes à certains aliments ou substances disposent de plusieurs alternatives pour éviter les déclencheurs de leurs réactions.

Voici quelques options courantes :

Substituts alimentaires : Il existe de nombreux substituts d'aliments spécialement conçus pour les personnes allergiques ou intolérantes. Par exemple, pour les personnes allergiques au lait, il existe du lait sans lactose, du lait d'amande, du lait de soja, etc. De même, il existe des alternatives sans gluten pour les personnes intolérantes au gluten, telles que la farine de riz, la farine de maïs, la farine de sarrasin et des beurres de noix sans traces d'autres allergènes.

Aliments naturellement sans allergènes : Il existe également de nombreux aliments qui sont naturellement exempts d'allergènes courants. Par exemple, les fruits, les légumes, les viandes non transformées, les poissons, les œufs et les légumineuses peuvent être consommés par la plupart des personnes allergiques ou intolérantes.

Rééquilibrage alimentaire : Dans certains cas, il peut

être nécessaire de rééquilibrer son alimentation pour éviter les allergènes ou les substances problématiques. Cela peut impliquer de consulter un professionnel de la santé pour élaborer un plan alimentaire adapté à vos besoins spécifiques.

Étiquetage des allergènes : Dans de nombreux pays, la réglementation exige que les fabricants alimentaires indiquent clairement la présence d'allergènes courants sur leurs étiquettes. Les personnes allergiques ou intolérantes doivent donc lire attentivement les étiquettes des produits alimentaires et éviter ceux contenant leurs allergènes connus.

Suppléments : Dans certaines situations, les suppléments peuvent être utilisés pour combler les lacunes nutritionnelles causées par des restrictions alimentaires.

Communication avec les restaurants et les autres établissements : Lorsque vous mangez à l'extérieur, il est important de communiquer vos allergies ou intolérances alimentaires aux serveurs ou aux chefs pour éviter les risques de contamination croisée. De nombreux restaurants peuvent accommoder les personnes ayant des restrictions alimentaires spécifiques.

**Il est important de noter que chaque personne a des besoins et des réactions individuelles, et il est essentiel de travailler avec des professionnels de la santé pour trouver les meilleures alternatives et solutions qui conviennent le mieux à votre cas particulier.

LES ALLERGIES ET INTOLÉRANCES ALIMENTAIRES

santé pour trouver les meilleures alternatives et solutions qui conviennent le mieux à votre cas particulier.

CHAPITRE 10

LES RÉGIMES SPÉCIFIQUES

LE RÉGIME VÉGÉTARIEN ET VÉGÉTALIEN

Le régime végétarien et le régime végétalien sont deux régimes alimentaires populaires qui excluent la consommation de viande, de volaille et de produits dérivés. Cependant, ils diffèrent légèrement en termes des aliments autorisés.

Le régime végétarien est basé sur la consommation d'aliments d'origine végétale, tels que les fruits, les légumes, les céréales, les légumineuses, les noix et les graines. Certains lacto-ovo-végétariens incluent également des produits laitiers et des œufs dans leur alimentation. Les personnes qui suivent ce régime excluent la viande et le poisson, mais peuvent consommer des produits d'origine animale.

Le régime végétalien également appelé régime végane, exclut tous les produits d'origine animale. Cela signifie qu'en plus de la viande et du poisson, les végétaliens évitent également les produits laitiers, les œufs, le miel et tout autre aliment d'origine animale. Les végétaliens se nourrissent principalement de fruits, de légumes, de céréales, de légumineuses, de noix, de graines et de produits à base de plantes.

Tant le régime végétarien que le régime végétalien peuvent présenter des avantages pour la santé lorsqu'ils sont bien planifiés et équilibrés. Ils peuvent aider à réduire le risque de maladies cardio-vasculaires, de diabète de type 2, d'obésité et de certains types de cancer. Cependant, il est important pour les végétariens et les végétaliens de s'assurer de consommer une variété d'aliments pour obtenir tous les nutriments essentiels, tels que les protéines, les acides gras oméga-3, le fer, le calcium, la vitamine B12 et la vitamine D.

LE RÉGIME SANS GLUTEN

Le régime sans gluten est un régime alimentaire qui consiste à éviter les aliments contenant du gluten, une protéine présente dans certaines céréales comme le blé, l'orge et le seigle. Ce régime est principalement suivi par les personnes atteintes de la maladie cœliaque, une affection auto-immune qui provoque une réaction inflammatoire dans l'intestin en réponse à la consommation de gluten.

Lorsque les personnes atteintes de la maladie cœliaque consomment du gluten, leur système immunitaire réagit en endommageant la muqueuse de l'intestin grêle. Cela peut entraîner divers symptômes tels que des problèmes digestifs, des douleurs abdominales, une diarrhée, une perte de poids, une fatigue chronique et des carences nutritionnelles. Par conséquent, ces personnes doivent éviter strictement le gluten dans leur alimentation pour prévenir les symptômes et les complications à long terme.

La recommandation efficace connu pour la maladie cœliaque est l'élimination complète du gluten de l'alimentation. Par conséquent, les personnes atteintes de cette maladie doivent suivre un régime sans gluten à vie. Cela signifie éviter les aliments contenant du blé, de l'orge, du seigle et d'autres sources de gluten, ainsi que tous les aliments pouvant contenir des traces de gluten en raison de la contamination croisée pendant la production. Cependant, il existe de nombreuses alternatives sans gluten disponibles, notamment le riz, le maïs, le quinoa, le sarrasin.

Il est important pour les personnes suivant un régime sans gluten de lire attentivement les étiquettes des aliments et d'être conscientes des sources cachées de gluten, car il peut être présent dans divers produits transformés et préparés (*sauces, soupes, condiments, collations*).

Outre la maladie cœliaque, certaines personnes suivent également un régime sans gluten par choix personnel. Elles peuvent être sensibles au gluten ou estimer qu'elles se sentent mieux en évitant cette protéine.

Lorsqu'on suit un régime sans gluten, il est important de s'assurer de consommer une alimentation équilibrée et nutritive en compensant les éléments nutritifs généralement présents dans les aliments à base de blé, d'orge et de seigle. Des alternatives sans gluten sont disponibles, telles que la farine de riz, la farine de maïs, la farine de sarrasin, la farine de quinoa, entre autres.

**Le régime sans gluten est essentiel pour les personnes atteintes de la maladie cœliaque. Pour les autres personnes qui choisissent de suivre ce régime, il est important de bien comprendre les motivations personnelles et de s'assurer de maintenir une alimentation équilibrée et variée pour éviter les carences nutritionnelles.

LE RÉGIME SANS LACTOSE

Le régime sans lactose est un régime alimentaire qui exclut les produits laitiers contenant du lactose, un sucre présent naturellement dans le lait et les produits laitiers. Il est principalement suivi par les personnes atteintes d'intolérance au lactose.

L'intolérance au lactose est une condition dans laquelle l'organisme ne produit pas suffisamment d'enzyme lactase pour décomposer le lactose. Cela peut provoquer des symptômes tels que des ballonnements, des douleurs abdominales, des diarrhées et des flatulences après la consommation de produits laitiers.

Le régime sans lactose implique d'éliminer les aliments riches en lactose, notamment le lait de vache, le fromage, le yaourt, la crème glacée et certains produits transformés contenant des dérivés du lait.

Pour remplacer les produits laitiers, il existe aujourd'hui de nombreuses alternatives sans lactose sur le marché, telles que le lait d'amande, le lait de soja, le lait de coco et le yaourt sans lactose. Il est également possible de trouver des produits sans lactose spécialement fabriqués pour les personnes intolérantes.

LE RÉGIME DE DÉSINTOXICATION

Le régime de désintoxication, également appelé régime détox, est une approche alimentaire qui vise à éliminer les toxines accumulées dans le corps. L'idée principale derrière ce régime est que notre corps est exposé à diverses substances toxiques provenant de notre environnement, de notre alimentation et de notre mode de vie, ce qui peut entraîner une accumulation de toxines dans nos organes.

Le régime de désintoxication met l'accent sur la consommation d'aliments naturels, non transformés, riches en nutriments et souvent biologiques. Il recommande généralement de limiter ou d'éliminer les aliments transformés, les sucres ajoutés, les graisses saturées, les produits laitiers, la caféine, l'alcool et les aliments contenant des additifs ou des colorants artificiels. Au lieu de cela, il encourage la consommation de légumes et de fruits frais, de grains entiers, de légumineuses, de noix, de graines, de protéines maigres et de boissons hydratantes comme l'eau, le thé vert et les jus de légumes.

Certains régimes de désintoxication incluent également des suppléments alimentaires, des tisanes ou des jus spécifiques pour aider à éliminer les toxines du corps.

CHAPITRE 11

ATTITUDES À ADOPTER POUR UNE BONNE ALIMENTATION

PRINCIPES DE L'ALIMENTATION CONSCIENTE

L'alimentation consciente, également connue sous le nom de « manger en pleine conscience » (*mindful eating en anglais*), est une approche qui encourage une relation plus consciente et équilibrée avec la nourriture. Elle implique de prêter attention à ses propres sensations corporelles, à ses émotions et à ses pensées lorsqu'on mange, ainsi qu'à l'origine et à la qualité des aliments.

Voici quelques principes clés de l'alimentation consciente :

Présence attentive
L'alimentation consciente consiste à être pleinement présent et conscient de l'acte de manger. Cela signifie être conscient de chaque bouchée, de chaque sensation et de chaque expérience associée à la nourriture.

Écoute de son corps
Apprendre à écouter les signaux de son corps est un aspect essentiel de l'alimentation consciente. Cela implique de reconnaître la faim, la satiété, et de

manger en fonction des besoins de son corps (*manger lorsqu'on a réellement faim et de s'arrêter lorsque l'on se sent rassasié*) plutôt que de céder à nos émotions ou à des facteurs externes.

Reconnaissance des émotions

Être conscient de ses émotions et de la façon dont elles influencent notre relation avec la nourriture est un aspect important de l'alimentation consciente. Cela permet de distinguer entre la faim physique et la faim émotionnelle, et de développer des mécanismes plus sains pour faire face aux émotions difficiles.

Savourer les aliments

Prendre le temps d'apprécier et de savourer chaque bouchée est un aspect important de l'alimentation consciente. Cela signifie mâcher lentement, goûter pleinement les saveurs et les textures, et être conscient du plaisir que procure la nourriture.

Choix alimentaires éclairés

L'alimentation consciente encourage à faire des choix alimentaires basés sur la conscience de ses besoins nutritionnels et de l'impact des aliments sur le corps. Il s'agit de privilégier les aliments sains et nourrissants, tout en laissant de la place à des plaisirs occasionnels.

Connexion avec l'origine des aliments

L'alimentation consciente invite à réfléchir à la provenance des aliments, à la façon dont ils ont été produits et à leur impact sur l'environnement. Cela peut inclure le choix d'aliments biologiques, locaux et durables.

Cultiver la gratitude

L'alimentation consciente encourage à ressentir de la gratitude pour la nourriture que l'on consomme, ainsi que pour les personnes et les processus qui ont rendu cette nourriture possible.

Non-jugement

Adopter une attitude de non-jugement envers soi-même et envers la nourriture est important. Il s'agit de se libérer des jugements négatifs liés à la nourriture, à son apparence ou à ses choix alimentaires, et de cultiver une attitude bienveillante envers soi-même.

Ces principes de l'alimentation consciente peuvent contribuer à une relation plus saine et équilibrée avec la nourriture, en favorisant une meilleure compréhension de nos propres besoins, une plus grande satisfaction lors des repas et une meilleure prise de décisions alimentaires.

L'IMPORTANCE DE LA QUALITÉ DES REPAS ET DE LA PRÉPARATION

Dans l'alimentation consciente, la qualité des repas et la préparation jouent un rôle important.

Voici pourquoi :

Nourrir le corps

L'alimentation consciente met l'accent sur la nutrition et le fait de fournir au corps les nutriments dont il a besoin pour fonctionner de manière optimale. La qualité des repas est donc primordiale pour assurer un apport adéquat en vitamines, minéraux, protéines, glucides et graisses saines.

Satisfaction et plaisir

La préparation de repas de qualité et savoureux contribue à une expérience culinaire plus gratifiante. Lorsque les repas sont préparés avec soin, en utilisant des ingrédients frais et de qualité, cela peut augmenter le plaisir de manger et permettre de mieux savourer les aliments.

Attention et présence

La préparation des repas peut être une occasion de pratiquer la pleine conscience. En étant attentif aux différentes étapes de la préparation, en portant attention aux textures, aux couleurs, aux odeurs et aux saveurs des aliments, on peut cultiver une plus grande présence et apprécier pleinement le processus.

Conscience des choix

La préparation des repas offre l'opportunité de faire des choix conscients en ce qui concerne les ingrédients utilisés. En optant pour des aliments frais, non transformés et de qualité, on favorise une alimentation plus saine et équilibrée. Cela permet également de prendre en compte les besoins et les préférences individuels.

Engagement envers la santé

La préparation des repas à partir d'ingrédients de qualité peut contribuer à maintenir une bonne santé à long terme. En évitant les aliments transformés, riches en sucres ajoutés, en gras saturés et en additifs, on favorise une alimentation plus nutritive qui peut avoir un impact positif sur la santé globale.

Créativité et autonomie

La préparation des repas permet de développer sa créativité culinaire et d'expérimenter de nouvelles recettes. En préparant soi-même ses repas, on a également le contrôle sur les choix alimentaires et on peut adapter les recettes en fonction de ses goûts, de ses allergies ou de ses restrictions alimentaires.

EN RÉSUMÉ

La qualité des repas et la préparation jouent un rôle essentiel dans l'alimentation consciente en favorisant la satisfaction, la présence, la santé et la créativité. En accordant une attention particulière à la qualité des aliments et au processus de préparation, on peut cultiver une relation plus consciente et équilibrée avec la nourriture.

ADOPTER DES ATTITUDES POSITIVES

Pour adopter une bonne alimentation, il est important de développer certaines attitudes positives.

Voici quelques attitudes clés à adopter :

Équilibre nutritionnel

Adoptez une approche équilibrée en termes de nutriments. Assurez-vous de consommer une variété d'aliments provenant des différents groupes alimentaires, cela vous aidera à obtenir les nutriments essentiels dont votre corps a besoin.

Mangez des portions appropriées

Évitez les portions excessives et essayez de manger lentement pour reconnaître les signaux de satiété. Respectez les recommandations relatives à la taille des portions pour chaque groupe alimentaire.

Faites les bons choix

Évitez les aliments transformés et préemballés autant que possible qui contiennent souvent des additifs, des conservateurs, des colorants, du sel, du sucre ajouté et des graisses saturées. Privilégiez les aliments frais et naturels qui sont riches en nutriments.

Réduisez la consommation de sel

Une consommation excessive de sel peut augmenter le risque de problèmes de santé tels que l'hypertension artérielle et les maladies cardio-vasculaires.

Contrôlez votre consommation de sucre

Réduisez votre consommation de sucre ajouté en évitant les boissons sucrées, les desserts, les confiseries et les aliments transformés riches en sucre. Préférez les fruits frais pour satisfaire votre envie de sucré.

Évitez les grignotages malsains

Optez pour des collations saines comme les fruits frais, les légumes coupés en bâtonnets avec une trempette légère, les noix ou les yaourts faibles en matières grasses. Évitez les collations riches en calories et pauvres en nutriments.

Choisissez des graisses saines

Optez pour des graisses insaturées présentes dans les avocats, les noix, les graines et les huiles végétales comme l'huile d'olive. Limitez les graisses saturées présentes dans les aliments frits, les produits laitiers riches en matières grasses et les viandes grasses.

Consommez des fruits et légumes

Les fruits et légumes sont riches en vitamines, minéraux et fibres. Essayez d'en inclure dans les collations. Optez pour des produits de saison et locaux lorsque c'est possible.

Privilégiez les sources de protéines saines

Choisissez des protéines maigres telles que le poulet, la dinde, le poisson, les œufs, les légumineuses (*haricots, lentilles, pois chiches*).

Limitez la consommation de viandes rouges et d'aliments transformés à base de viande.

Préparez vos repas à la maison

Préparez vos repas à la maison autant que possible. Cela vous permet de contrôler les ingrédients et les méthodes de cuisson, ce qui peut réduire la consommation de graisses, de sel et de calories. Évitez les aliments préparés, les plats à emporter et les fast-foods. Essayez de nouvelles recettes et découvrez de nouveaux aliments pour rendre vos repas plus intéressants.

Privilégiez les méthodes de cuisson saines

Préférez les méthodes de cuisson telles que la cuisson à la vapeur (*la plus recommandée*), la cuisson au wok avec peu de matières grasses. Évitez les aliments frits.

Planifiez vos repas

Essayez de planifier vos repas à l'avance pour éviter de vous retrouver à manger des aliments peu sains par manque d'options. Cela vous permettra également de faire des choix plus judicieux et de contrôler les portions.

Autonomie

Soyez responsable de vos choix alimentaires et faites preuve d'autonomie. Évitez de vous laisser influencer par les régimes à la mode ou les tendances alimentaires.

Prenez le temps de manger

Mangez lentement, en vous concentrant sur chaque bouchée (*notre digestion commence dans la bouche*). Cela favorise une meilleure digestion et vous permet de reconnaître plus facilement les signaux de satiété ce qui peut vous aider à éviter de trop manger.

Prendre du plaisir

N'oubliez pas de vous faire plaisir en mangeant. Personnalisez et ajustez votre alimentation, chaque individu est unique, en fonction de vos besoins spécifiques, vos allergies ou intolérances alimentaires et de vos objectifs de santé. Trouvez un équilibre entre la satisfaction de vos papilles gustatives et la nourriture nourrissante pour votre corps.

Patience

Adopter une alimentation saine est un processus qui demande du temps et de la patience. Ne vous attendez pas à des résultats immédiats. Soyez bienveillant envers vous-même et respectez les progrès que vous réalisez, qu'ils soient petits ou grands.

Hydratez-vous

Buvez suffisamment d'eau pure tout au long de la journée et limitez votre consommation de boissons sucrées et d'alcool.

Pratiquez l'activité physique

Complétez une alimentation saine par une activité physique régulière. L'exercice contribue à maintenir un poids santé, renforce les muscles et les os, améliore l'humeur et favorise le bien-être général.

En adoptant ces attitudes positives envers votre alimentation, vous pourrez créer des habitudes durables et profiter des bienfaits d'une alimentation saine sur votre santé et votre bien-être global.

ÉQUILIBRER LES SAVEURS ET MAÎTRISER LES INGRÉDIENTS

Nous allons expliquer ici l'importance de l'équilibre et de la maîtrise des ingrédients pour une alimentation saine et satisfaisante.

Voici quelques conseils :

Comprendre les cinq saveurs de base

Les saveurs de base sont le sucré, le salé, l'amer, l'acide et l'umami. La saveur umami est une sensation gustative savoureuse et agréable souvent associée aux aliments riches en glutamate. Une alimentation équilibrée devrait inclure ces différentes saveurs pour offrir une expérience gustative complète.

Combinaisons harmonieuses

Certaines combinaisons d'aliments se marient bien ensemble et créent une synergie de saveurs. Par exemple, les agrumes sont souvent associés aux légumes verts pour équilibrer l'acidité.

Utilisation des herbes et des épices

Les herbes et les épices peuvent transformer un plat fade en une explosion de saveurs. N'hésitez pas à utiliser des herbes fraîches comme le basilic, la coriandre et le persil, ainsi que des épices comme le curcuma, le cumin et le paprika pour ajouter de la complexité et de la saveur aux plats.

Éviter l'excès de sel et de sucre

L'excès de sel et de sucre peut avoir un impact négatif sur la santé. Il est donc important de les utiliser avec modération. Expérimentez avec d'autres saveurs pour réduire la dépendance au sel et au sucre.

Utiliser des ingrédients frais et de qualité

Les ingrédients frais, locaux et de saison ont souvent une saveur plus intense et des bienfaits nutritionnels par rapport aux produits transformés.

L'équilibre des macronutriments

Lorsque vous planifiez des repas, il est important d'inclure une combinaison équilibrée de protéines, de glucides et de matières grasses saines. Cela contribue à la satisfaction du repas et aide à maintenir un niveau d'énergie stable tout au long de la journée.

Expérimentez de nouveaux ingrédients et de nouvelles combinaisons de saveurs. Cela vous aidera à découvrir de nouvelles options alimentaires et à maintenir une alimentation intéressante et variée.

Il est possible de bien manger sans se compliquer la vie avec des contraintes excessives. Bien que certaines personnes puissent soutenir le contraire en se référant à des pratiques alimentaires anciennes, il est important de reconnaître les changements qui ont eu lieu au fil du temps.

Auparavant, les aliments transformés, les additifs et les pesticides n'étaient pas aussi répandus qu'aujourd'hui. Les méthodes de production et de transformation des aliments ont évolué, entraînant de nouvelles problématiques liées à notre alimentation.

Il est donc nécessaire de s'adapter à ces changements en adoptant de bonnes habitudes alimentaires.

CHAPITRE 12

CONCLUSION

Pour conclure ce guide nutritionnel visant à une santé optimale, il est essentiel de souligner l'importance de prendre soin de notre alimentation. En adoptant des habitudes alimentaires équilibrées et en faisant des choix judicieux, nous pouvons améliorer notre bien-être global.

Une alimentation saine et équilibrée comprend une variété d'aliments nutritifs, tels que des fruits et légumes frais, des protéines maigres, des grains entiers et des sources de matières grasses saines. Il est également important de limiter notre consommation d'aliments transformés, riches en sucres ajoutés, en gras saturés et en sel.

En suivant ce guide, nous pouvons optimiser notre apport en nutriments essentiels tels que les vitamines, les minéraux et les antioxydants, qui soutiennent le bon fonctionnement de notre corps et renforcent notre système immunitaire.

En plus de l'alimentation, il est crucial de rester hydraté en buvant suffisamment d'eau tout au long de la journée. En outre, l'activité physique régulière est un complément essentiel à une alimentation saine, car elle favorise le maintien d'un poids santé, renforce les muscles, les os et améliore notre santé cardiovasculaire.

N'oubliez pas que l'adoption de bonnes habitudes alimentaires demande du temps et de la patience. Ne vous mettez pas la pression pour tout changer du jour au lendemain. Commencez par de petits ajustements progressifs et soyez indulgent envers vous-même.

Enfin, il est important de rappeler que chacun est unique et a des besoins nutritionnels spécifiques, il n'existe pas de solution universelle en matière de nutrition. Il est donc recommandé de consulter un professionnel de la santé pour obtenir des conseils personnalisés en fonction de nos besoins individuels.

En mettant en pratique les principes de ce guide nutritionnel et en adoptant un mode de vie sain dans son ensemble, nous pouvons atteindre et maintenir une santé optimale, pleine d'énergie et de vitalité.

Bonne alimentation et bon appétit !

À PROPOS DE L'AUTEURE

Carole Aversa est une passionnée de la santé et du bien-être, dédiée à aider les autres à atteindre leur plein potentiel de santé et de vitalité. En tant qu'éducatrice de la santé et naturopathe N.D., SES, elle a acquis une solide formation et une expérience approfondie dans le domaine de la santé holistique.

Ses études en neurosciences lui ont permis de comprendre en profondeur le fonctionnement du cerveau et son lien étroit avec notre bien-être physique, émotionnel et mental. Cette connaissance des neurosciences lui permet d'adopter une approche équilibrée dans ses recommandations nutritionnelles.

En plus de ses compétences en neurosciences, elle a également étudié les approches alternatives ayurvédiques et la médecine traditionnelle chinoise, dans lesquelles elle a obtenu des certifications professionnelles. En intégrant ses connaissances dans sa pratique, elle est en mesure d'offrir une approche holistique personnalisée pour soutenir la santé et le bien-être de ses clients.

Carole Aversa croit fermement en l'importance de l'éducation et de l'autonomisation de ses clients, en les aidant à comprendre les fondements de la santé et à prendre des décisions éclairées concernant leur mode de vie et leur alimentation.

Dans ce guide nutritionnel, elle s'efforce de

partager ses connaissances et ses conseils pour vous aider à atteindre vos objectifs de santé et à cultiver une relation saine avec la nourriture.

Elle est ravie de vous accompagner dans votre voyage vers une meilleure santé et elle est impatiente de partager avec vous les secrets d'une nutrition équilibrée et nourrissante.

TABLE DES MATIÈRES

BIBLIOGRAPHIE

- Équilibre acido-basique : "Acid-Base Balance and Diet" - National Institutes of Health (NIH)

- Santé intestinale : "Gut Microbiota in Health and Disease" The New England Journal of Medicine

- Omega-3 Fatty Acids: An Essential Contribution
https://www.hsph.harvard.edu/nutritionsource/what-should-you-eat/fats-and-cholesterol/types-of-fat/omega-3-fats/

- Fibres alimentaires : "Dietary Fiber -
https://www.hsph.harvard.edu/nutritionsource/carbohydrates/fiber

- Enzymes digestives : "Digestive Enzymes: - Johns Hopkins Medicine
https://www.hopkinsmedicine.org/health/wellness-and-prevention/digestive-enzymes-and-digestive-enzyme-supplements

- Calories et métabolisme : "Calories and Metabolism" - Harvard T.H. Chan School of Public Health

- Alimentation consciente : "Mindful Eating" - The Center for Mindful Eating

- Attitudes à adopter pour une bonne alimentation : "Healthy Eating: Changing Your Eating Habits" - Mayo Clinic

- Constituants alimentaires : Institut de formation naturopathique - IFN

- La nutrition pour les personnes âgées : Institut de formation naturopathique - IFN

- Les vitamines et les minéraux : Institut de formation naturopathique - IFN - Carole Aversa : Mémoire de fin d'études

- « Les additifs alimentaires » Le guide indispensable

pour ne plus vous empoisonner - Corine Gouget

- L'intestin au secours du cerveau : Dr David Perlmutter avec Kristin Loberg